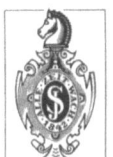

R. Bach   H. Schieffer (Hrsg.)

Katheterdiagnostik via Arteria femoralis

Technik, Hindernisse, Komplikationen

Mit 49 teilweise farbigen Abbildungen
und 9 Tabellen

Springer-Verlag Berlin Heidelberg GmbH

Dr. med. ROLAND BACH
Prof. Dr. med. HERMANN JOSEF SCHIEFFER
Medizinische Universitätsklinik, Innere Medizin III
D-6650 Homburg/Saar

TITELMOTIV
Massiv arteriosklerotisch veränderte Beckengefäße, Führungsdraht unmittelbar unterhalb der Aortenbifurkation blockiert. Bei der Kontrastmittelinjektion Anfärbung des distalen Anteils der Aorta abdominalis und der A. iliaca communis links. Sichere Passage der Stenose durch Schienung und Steuerung des Führungsdrahtes mit einem rechten Koronarkatheter.

ISBN 978-3-540-52033-7   ISBN 978-3-642-47591-7 (eBook)
DOI 10.1007/978-3-642-47591-7

CIP-Titelaufnahme der Deutschen Bibliothek
Katheterdiagnostik via arteria femoralis:
Technik, Hindernisse, Komplikationen / R. Bach ; H. Schieffer (Hrsg.). –
Berlin ; Heidelberg ; New York ;
London ; Paris ; Tokyo ; Hong Kong ; Barcelona ; Springer, 1990

NE: Bach, Roland [Hrsg.]

Dieses Werk ist urheberrechtlich geschützt. Die dadurch begründeten Rechte, insbesondere die der Übersetzung, des Nachdrucks, des Vortrags, der Entnahme von Abbildungen und Tabellen, der Funksendung, der Mikroverfilmung oder der Vervielfältigung auf anderen Wegen und der Speicherung in Datenverarbeitungsanlagen, bleiben, auch bei nur auszugsweiser Verwertung, vorbehalten. Eine Vervielfältigung dieses Werkes oder von Teilen dieses Werkes ist auch im Einzelfall nur in den Grenzen der gesetzlichen Bestimmungen des Urheberrechtsgesetzes der Bundesrepublik Deutschland vom 9. September 1965 in der jeweils geltenden Fassung zulässig. Sie ist grundsätzlich vergütungspflichtig. Zuwiderhandlungen unterliegen den Strafbestimmungen des Urheberrechtsgesetzes.

© Springer-Verlag Berlin Heidelberg 1990
Softcover reprint of the hardcover 1st edition 1990

Die Wiedergabe von Gebrauchsnamen, Handelsnamen, Warenbezeichnungen usw. in diesem Werk berechtigt auch ohne besondere Kennzeichnung nicht zu der Annahme, daß solche Namen im Sinne der Warenzeichen- und Markenschutz-Gesetzgebung als frei zu betrachten wären und daher von jedermann benutzt werden dürften.

Produkthaftung: Für Angaben über Dosierungsanweisungen und Applikationsformen kann vom Verlag keine Gewähr übernommen werden. Derartige Angaben müssen vom jeweiligen Anwender im Einzelfall anhand anderer Literaturstellen auf ihre Richtigkeit überprüft werden.

Gesamtherstellung: Konrad Triltsch, Graphischer Betrieb, D-8700 Würzburg
2119/3130-543210 – Gedruckt auf säurefreiem Papier

Geleitwort

Die Arteria femoralis communis ist für alle arteriellen, diagnostischen und interventionellen Kathetertechniken der Radiologie, Kardiologie, Nephrologie, Gastroenterologie und anderer Fachgebiete der am häufigsten benutzte Zugang. Im Verlaufe einer Erkrankung unterziehen sich heute Patienten vielfach Mehrfachpunktionen dieses Gefäßsegmentes. Deshalb wird von jedem Untersucher äußerste Sorgfalt im Umgang mit diesem Zugang gefordert.

In dem vorliegenden Buch sind übersichtlich und nachvollziehbar die an der Medizinischen Universitätsklinik, Abteilung Innere Medizin III der Universität Homburg/Saar gemachten Erfahrungen aus der täglichen Anwendung der Herzkatheterdiagnostik ausführlich beschrieben. Auf diese Weise kam ein offenes und unprätentiöses Werk zustande, das aufgrund der persönlichen Erfahrungen der Autoren nicht nur die eigene Arbeit detailliert dokumentiert, sondern darüber hinaus für zahlreiche andere Arbeitsgruppen auf diesem Gebiet einen wertvollen Bezugspunkt bildet. Dem Internisten und Arzt für Allgemeinmedizin bietet es eine wichtige Quelle für die eigene Information über Indikationen, Techniken, Komplikationen und Risiken der Linksherzkatheteruntersuchung von Säuglingen, Kleinkindern und Erwachsenen. Darin sehe ich einen besonderen Vorteil dieses Buches, der durch den gut verständlichen Text und die klaren Abbildungen noch unterstützt wird. Ihm ist eine weite Verbreitung zu wünschen.

Freiburg, Juni 1990 H. W. HEISS

Vorwort

Die Weiterentwicklung bildgebender Verfahren und verbesserte technische Voraussetzungen haben zu einer wachsenden Bedeutung und zunehmenden Verbreitung der interventionellen Kardiologie und Angiologie geführt. Vor allem die arteriosklerotischen Gefäßerkrankungen erfordern häufig eine angiographische Diagnostik, der die Angioplastie als therapeutischer Eingriff oft unmittelbar folgen kann. Daneben gelten die Beurteilung der Gefäßversorgung von Tumoren oder in jüngster Zeit die gezielte Gefäßobliteration, z. B. bei Blutungen, aufgrund inoperabler Befunde als Indikation für ein invasives angiologisches Vorgehen. Der historische Rückblick zeigt das Bemühen mehrerer Generationen von Ärzten um einen gut erreichbaren und mit einer geringen Komplikationsrate belasteten Zugang zum arteriellen Gefäßsystem. Dabei erfolgte die Punktion der Arterien meist an den Stellen, wo sie nahe unter der Hautoberfläche verlaufen; jedoch wurde auch ein direkter transthorakaler Zugang zur Aorta versucht. Als Zugang der Wahl hat sich der Weg über die A. femoralis communis durchgesetzt.

Im vorliegenden Buch sollen nach einem geschichtlichen Überblick und einer Darstellung der Anatomie des Trigonum femorale die Punktionstechnik, Punktionshindernisse sowie die möglichen Komplikationen bei der Katheterdiagnostik via A. femoralis und deren konservative und chirurgische Behandlung beschrieben werden. Der Koronarangiographie als besonders häufig über die A. femoralis ausgeübtes diagnostisches Verfahren wurde ebenso wie den kardialen Komplikationen der Linksherzkatheteruntersuchung ein eigenes Kapitel gewidmet.

Besonderer Dank gilt Frau H. Raffenbeul und Frau M. Ludtke für die mit großer Sachkenntnis und viel Geduld ausgeführten photographischen Arbeiten sowie Frau L. Bach für die graphische Darstellung der chirurgischen Therapie von Gefäßkomplikationen.

Homburg/Saar, Juni 1990   DIE HERAUSGEBER

Inhaltsverzeichnis

1 Geschichte der Herzkatheteruntersuchung 1
R. BACH, S. GERBAULET (Mit 1 Abbildung)

Historischer Rückblick 1
Rechtsherzkatheterismus 2
Linksherzkatheteruntersuchung 4
Koronarangiographie 4
Literatur 8

2 Anatomie des Trigonum femorale 11
R. BACH, J. THOME (Mit 10 Abbildungen)

Literatur 24

3 Punktionstechnik 25
C. ÖZBEK (Mit 5 Abbildungen)

Einleitung 25
Punktion der A. femoralis 27
   Vorbereitung 27
   Lokalanästhesie 28
   Punktion der Arterie 29
   Einbringen der Schleuse 31
   Einführen der Katheter 33
Literatur 34

4 Punktionshindernisse 35
C. ÖZBEK (Mit 5 Abbildungen und 1 Tabelle)

Einführung 35
Hindernisse 37
   Adipöse Patienten 37
   Periphere arterielle Verschlußkrankheit 37

5 Punktion voroperierter Gefäße 45
J. DYCKMANS

Literatur 47

6 Spätfolgen nach Mehrfachpunktion der A. femoralis im Rahmen wiederholter Herzkatheteruntersuchungen und/oder PTCA 48
R. BACH, G. BERG, R. HARTENSTEIN, F. JUNG, J. DYCKMANS,
C. ÖZBEK, H. KIESEWETTER, H. SCHIEFFER (Mit 7 Tabellen)

Einleitung 48
Methodik 49
   Patientengut 49
   Anamnese und klinische Untersuchung 49
   Duplexsonographie 50
   Auswertung der Befunde 51
   Statistik 51
Ergebnisse 51
Diskussion 55
Zusammenfassung 56
Literatur 57

7 Die Punktion der A. femoralis bei Säuglingen und Kleinkindern 58
W. HOFFMANN, A. LINDINGER

Allgemeine Bemerkungen 58
Technik 59
Komplikationen 60
Literatur 61

8 Punktionsrisiken für periphere Gefäßkomplikationen und Beschwerden nach diagnostischer Herzkatheteruntersuchung oder PTCA 62
R. BACH, C. ÖZBEK, J. DYCKMANS, M. MÜLLER,
K. FREIGANG, S. GERBAULET, D. BECKER, H. SCHIEFFER
(Mit 11 Abbildungen und 1 Tabelle)

Einleitung 62
Methodik 62
   Patienten 62
   Punktionstechnik 64

Datenerfassung	65
Auswertung	67
Ergebnisse	67
Komplikationen	67
Beschwerden	70
Hämatome	72
Diskussion	74
Zusammenfassung	77
Literatur	77

9 Diagnostik und Therapie der Komplikationen nach Punktion der A. femoralis ... 79
C. ÖZBEK (Mit 2 Abbildungen)

Einleitung	79
Spezielle Komplikationen	79
Vagale Reaktionen	80
Blutungen und Hämatome	80
Aneurysmen	84
Die arteriovenöse Fistel	85
Gefäßverschlüsse	85
Dissektion	87
Perforation	92
Lungenembolie	92
Infektion/Sepsis	93
Sonstige Komplikationen	94
Juristische Aspekte	94
Literatur	96

10 Präoperative Diagnostik und chirurgische Behandlung von Komplikationen nach diagnostischen und therapeutischen Eingriffen via A. femoralis ... 98
P. WALTER (Mit 6 Abbildungen)

Häufigkeit und Entstehungsmechanismen operativ-gefäßchirurgisch behandlungspflichtiger Gefäßalterationen nach Herzkatheterapplikation	98
Diagnosestellung und präoperative Diagnostik	99
Stellung der Operationsindikation und Wahl des Anästhesieverfahrens	101
Operationstechnik und Ergebnisse	102
Literatur	107

11 Kardiale Komplikationen der Linksherzkatheteruntersuchung 109
W. VOGEL (Mit 3 Abbildungen)

Tödliche Komplikationen 110
Nichttödliche kardiale Komplikationen 112
Strategien zur Minderung des Komplikationsrisikos 116
Sofortmaßnahmen bei kardialen Komplikationen 117
Zusammenfassung 118
Literatur 118

12 Die diagnostische Herzkatheteruntersuchung: Aktueller Stand 120
J. DYCKMANS (Mit 6 Abbildungen)

Rechtsherzkatheter 120
Linksherzkatheter 121
   Indikationen zur Linksherzkatheterisierung 121
   Vordiagnostik 123
Durchführung der Koronarangiographie 124
   Technische Voraussetzungen 124
   Kathetertechnik 127
   Intubationsschwierigkeiten und Anomalien 136
Literatur 139

Sachverzeichnis 141

Autorenverzeichnis

Dr. med. R. Bach
Medizinische Universitätsklinik, Innere Medizin III
D-6650 Homburg/Saar

Dipl. math. Dr. med. D. Becker
Medizinische Universitätsklinik, Innere Medizin III
D-6650 Homburg/Saar

Dr. med. G. Berg
Medizinische Universitätsklinik, Innere Medizin III
D-6650 Homburg/Saar

Dr. med. J. Dyckmans
Medizinische Universitätsklinik, Innere Medizin III
D-6650 Homburg/Saar

K. Freigang
Medizinische Universitätsklinik, Innere Medizin III
D-6650 Homburg/Saar

S. Gerbaulet
Medizinische Universitätsklinik, Innere Medizin III
D-6650 Homburg/Saar

R. Hartenstein
Medizinische Universitätsklinik, Innere Medizin III
D-6650 Homburg/Saar

Prof. Dr. med. W. Hoffmann
Universitätsklinik für Kinder- und Jugendmedizin, Kinderkardiologie
D-6650 Homburg/Saar

Dr.-Ing. F. Jung
Abt. für klinische Hämostaseologie und Transfusionsmedizin
Universität des Saarlandes
D-6650 Homburg/Saar

Priv.-Doz. Dr. med. H. KIESEWETTER
Abt. für klinische Hämostaseologie und Transfusionsmedizin
Universität des Saarlandes
D-6650 Homburg/Saar

Priv.-Doz. Dr. med. A. LINDINGER
Universitätsklinik für Kinder- und Jugendmedizin, Kinderkardiologie
D-6650 Homburg/Saar

Dr. med. M. MÜLLER
Medizinische Universitätsklinik, Innere Medizin III
D-6650 Homburg/Saar

Dr. med. C. ÖZBEK
Medizinische Universitätsklinik, Innere Medizin III
D-6650 Homburg/Saar

Prof. Dr. med. H. SCHIEFFER
Medizinische Universitätsklinik, Innere Medizin III
D-6650 Homburg/Saar

J. THOME
Medizinische Universitätsklinik, Innere Medizin III
D-6650 Homburg/Saar

Dr. med. W. VOGEL
Medizinische Universitätsklinik, Innere Medizin III
D-6650 Homburg/Saar

Priv.-Doz. Dr. med. P. WALTER
Chirurgische Universitätsklinik und Poliklinik
Abt. für Allgem. Chirurgie, Abdominal- und Gefäßchirurgie
D-6650 Homburg/Saar

1 Geschichte der Herzkatheteruntersuchung

R. BACH, S. GERBAULET

Historischer Rückblick

Die erste Beschreibung einer Herzkatheterisierung beim Menschen findet sich bereits im Jahre 1832 [11]: Der Berliner Chirurg J. F. Dieffenbach suchte nach einer „ungewöhnlichen" Möglichkeit, das „durch dickes Blut angefüllte Herz" eines Cholerakranken zu entleeren. Er öffnete einem Kranken die Armarterie und führte „einen elastischen Katheter durch das Gefäß einer ungefähren Berechnung nach bis an das Herz. Der Herzschlag wurde währenddessen deutlicher und beschleunigter", und der Patient habe „dabei auch keine Qual geäußert."

Bis zu dieser Zeit waren nur die Tierversuche von Xavier Bichat bekannt, der schon um 1800 die atemabhängigen Druckschwankungen im zentralen Venensystem mit einem elastischen Gummikatheter registriert hatte [5]. 1861 versuchten Chauveau und Marey, bei Hunden durch intrakardiales Einführen von „Instrumenten" Blutdruckmessungen durchzuführen [8, 9]. 1863 berichteten sie über die Herzkatheteruntersuchung eines lebenden Pferdes, dessen Herz sie durch die Vena jugularis mit zwei kleinen Gummiballons erreichten, die durch fingerdicke Schläuche mit der „Mareyschen Trommel" zur Aufzeichnung von Druckschwankungen verbunden waren. Diesen „Kardiographen" konnte das Pferd auf einem Wagen hinter sich herziehen.

Einen entscheidenden Beitrag zur frühen Geschichte der Herzkatheteruntersuchung leistete Claude Bernard, der sich seit 1844 mit zentralen Temperaturmessungen bei Tieren beschäftigte. Die Durchführung der Versuche wurde klar, verständlich und kurz beschrieben [25]: "The animal being alive and standing, I uncovered the carotid artery and the jugular vein, and by the one route and the other introduced a long thermometer into the heart. In these experiments the right heart always proved to be warmer than the left heart."

In einer 1876 erschienenen Publikation verwendete Bernard erstmals den Begriff „Catheterisation" und beschrieb Katheter, die an ihrer

Spitze mit „Thermoelementen" ausgestattet und wahrscheinlich semiflexibel waren.

Als einer der Wegbereiter der Herzkatheteruntersuchung gilt auch der Schweizer Nicholas Senn [38], der in den 80er Jahren des vorigen Jahrhunderts Hunden bis zu 120 ccm Luft in die Vena jugularis injizierte und anschließend mit einem Katheter aus dem Herzen abzusaugen versuchte: "As soon as it could be done, a No. 6 English scale, gum elastic catheter, which had been made aseptic, was introduced into the wound, and passed into the heart....". 3 von 7 Tieren überlebten. Damit sollte eine Therapiemöglichkeit der Luftembolie aufgezeigt werden. Gleichzeitig war mit den Versuchen bewiesen, daß eine Katheterisierung des rechten Herzens mit dem Leben vereinbar ist.

Rechtsherzkatheterismus

Der eigentliche Begründer des modernen Herzkatheterismus war Werner Forßmann (Abb. 1.1).

Inspiriert von den Arbeiten Bernards, Chauveaus und Mareys suchte er „nach einem neuen Wege, auf dem man gefahrloser in das Herz eindringen kann, ohne die komplizierten Druckverhältnisse im Thorax zu stören, ohne vegetative Reflexbahnen anzutasten und ohne wichtige Lebensfunktionen durch eine Narkose zu verändern" [19]. Nach anatomischen Studien und Vorversuchen an der Leiche führte er im Frühsommer 1929 an einer Klinik in Eberswalde bei Berlin gegen das Verbot seines Chefs die ersten Selbstversuche durch. Um den Kollegen spätere Vorwürfe zu ersparen, nahm er selbst die Venaesectio vor und führte dann durch eine Kanüle einen 65 cm langen, „gut geölten Ureterenkatheter von 4 Charrières Dicke" etwa 30 cm weit in die Vene ein. Mit einem sterilen Verband über dem freigelegten Gefäß ging Forßmann vom Operationssaal zum Röntgenzimmer, wo er unter Durchleuchtungskontrolle den Katheter „bis zur 60-cm-Marke" vorschob und dessen Lage im rechten Ventrikel mit einer Röntgenaufnahme dokumentierte. Beim Einführen des 65 cm langen Katheters spürte er „lediglich während des Gleitens an der Venenwand ein Gefühl leichter Wärme ... und wohl durch Reizung von Vagusästen einen leichten Hustenreiz" [16].

Bis auf die Thrombosegefahr hielt Forßmann den Eingriff für absolut ungefährlich. Um die therapeutischen Möglichkeiten der Methode aufzuzeigen, führte er kurz danach bei einer moribunden, septischen Patientin eine Infusionstherapie mit Traubenzuckerlösung unter Zusatz

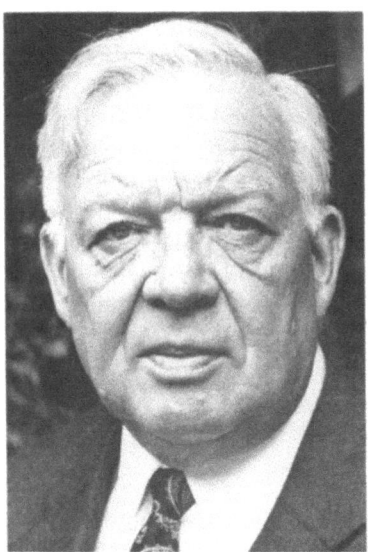

Abb. 1.1. Werner Forßmann [19]

von Strophantin und Suprarenin über einen zentralen Venenzugang durch. Nach 6½stündigem Verweilen des Katheters fand sich bei späterer Sektion keine Veränderung am Gefäßsystem und keine Thrombenbildung. Prof. F. Sauerbruch, zu dem Forßmann aus Eberswalde als Volontärassistent an die Chirurgische Universitätsklinik Berlin wechselte, hielt nichts von dessen Versuchen: „Mit solchen Kunststücken habilitiert man sich an einem Zirkus und nicht an einer anständigen deutschen Klinik" [19].

In zwei weiteren Arbeiten erweiterte Forßmann seine ersten Mitteilungen, indem er über Tierversuche berichtete, die insbesondere der Kontrastdarstellung der Herzhöhlen galten [17, 18]. Jodnatrium in wäßriger Lösung wurde Hunden injiziert. Da ein Tier bei sehr großer Jodmenge aber starb und wegen der „bei Gefäßdarstellungen beschriebenen schmerzhaften Gefühlswahrnehmungen" entschloß er sich zunächst wieder zu einem Selbstversuch mit sehr kleinen Jodmengen, der jedoch die eindeutigen Ergebnisse des Tierversuchs mangels technischer Voraussetzungen nicht bestätigen konnte.

Einmal noch wurde von O. Klein auf Forßmanns Technik zurückgegriffen, der als erster mit hämodynamischen Messungen am Menschen über das Ficksche Prinzip das Herzminutenvolumen errechnete [30]. Dann geriet die Methode der Herzkatheterisierung jedoch weitgehend in Vergessenheit, bis sie 1941 von den amerikanischen Pulmologen A.

Cournand und H. S. Ranges für die Druckmessung im kleinen Kreislauf zur Routinemethode ausgebaut wurde [10]. Sie erkannten aber Forßmann als Urheber des Verfahrens an.

1949 konnte Cournand die große Hilfe des Rechtsherzkatheters für die Diagnose von angeborenen Herzfehlern aufzeigen. Im gleichen Jahr vereinfachte Fitzpatrick die Methode, indem er den Gebrauch eines „Einschwemmkatheters" ermöglichte [15]. 1943 berichtete L. Löffler auf einer Tagung der Deutschen Gesellschaft für Chirurgie in Dresden über „die Kontrastdarstellung der Herzhöhlen und Lungengefäße am lebenden Menschen" [31]. 1949 wurde erstmals in Europa im Lancet auf Forßmanns Pioniertat hingewiesen [4].

Linksherzkatheteruntersuchung

Die Entwicklung der Linksherzkatheteruntersuchung vollzog sich ebenfalls in kleinen Schritten. Nach den bereits erwähnten Versuchen Bernards wandten Hellems, Dexter und Haynes die retrograde Arterienkatheterisierung 1947 an einem Hund an [22]. 1950–1951 führten Gibert-Quéralto, Zimmermann und Steinberg [42] diese Methode von der A. humeri, A. radialis und A. carotis am Menschen durch. Folgenschwere Komplikationen blieben nicht aus, und erst die Einführung des Zugangs über die A. femoralis durch Seldinger schaffte 1953 die Voraussetzung für eine gefahrlose Anwendung der Methode [36].

Bayer gelangte 1954 erstmals erfolgreich mit der inzwischen zuverlässigen Seldinger-Technik ohne transseptale Punktion in den linken Ventrikel [2]. Er veröffentlichte das erste deutschsprachige Standardwerk: „Die Herzkatheterisierung bei angeborenen und erworbenen Herzfehlern".

Danach etablierte sich auch die Linksherzkatheteruntersuchung als Routinemethode. Die Bedeutung der Arbeit Forßmanns, Cournands und Richards wurde 1956 mit der Verleihung des Nobelpreises gewürdigt. Cournand sagte in seinem Festvortrag am 11. 12. 1956: „Der Herzkatheter war der Schlüssel im Schloß" [6].

Koronarangiographie

Erste Ansätze zur Darstellung der Herzkranzgefäße finden sich 1946 bei Hoyos [26]. Nachdem schon Ende der 20er Jahre die Aorta abdominalis durch direkte Kontrastmittelinjektion dargestellt wurde [12] und die Aorta thoracica nur indirekt über das Venensystem mit Kontrastmittel anzureichern war, injizierte er zur Differenzierung von Aortenaneurysmen und Mediastinaltumoren unter Vollnarkose Kontrastmittel in die durch den 2. ICR links punktierte Aorta ascendens. Dabei wurde auch eine Kontrastmittelanreicherung in den Koronargefäßen beschrieben. Auch Jönsson [27] hatte 1948 mit der Katheterangiographie der Aorta ascendens in 5 Fällen Erfolg bei der Koronardarstellung.

Helmsworth [23, 24] benutzte 1950 zur Angiographie der Aorta und ihrer Äste einen Polyäthylenkatheter, dessen Ende durch Polieren mit Schmirgelleinen und Abflammen geglättet wurde. Er führte den Katheter über die A. brachialis, A. radialis oder A. femoralis ein, da er die Direktpunktion nach Hoyos für gefährlich hielt. Nach Vorversuchen mit Hunden, bei denen der Katheter zur Darstellung der Koronarien ca. 1 cm oberhalb der Aortenklappe plaziert wurde, folgte der Versuch einer nicht selektiven Koronarangiographie bei 6 Patienten. Bei 4 Patienten gelang die Koronardarstellung nicht und bei 2 weiteren Patienten nur unvollständig. Zwei schon moribunde Patienten verstarben nach der Untersuchung. Helmsworth betonte zwar die Risiken der Methode, sah jedoch auch ihre diagnostischen Möglichkeiten. Eine erhebliche Verminderung der Gefahren erwartete er von besser verträglichen Kontrastmitteln.

Es war also möglich, reproduzierbare, wenn auch qualitativ noch unzureichende Kontrastdarstellungen der Koronarien zu erreichen. Ein weiterer Nachteil waren starke Überlagerungseffekte durch die gleichzeitig dargestellte Aorta. Zudem bestand Unklarheit über die Wirkungen der Angiographie der Koronarien, weil simultane Ableitungen der elektrischen Herzaktion und Druckmessungen noch nicht durchgeführt worden waren.

1957 erkannte Thal [41] die Möglichkeiten der Methode zur Auswahl von Patienten für ein koronarchirurgisches Vorgehen und untersuchte 18 Patienten ohne Zwischenfälle; Thal benutzte die A. brachialis als Zugang und leitete erstmals während der Untersuchung ein EKG ab. Um störende Überlagerungseffekte durch die kontrastmittelgefüllte Aorta zu vermeiden, erfolgte die Kontrastmittelinjektion während einer durch Karotissinusmassage provozierten Bradykardie.

Neben der Bradykardisierung wurde auch durch eine Erhöhung des intrathorakalen Drucks versucht, das schnelle Abfließen des Kontrastmittels zu verhindern [7]. Dabei gelangten auch aus heutiger Sicht abenteuerliche Methoden zum Einsatz. So blockierte Nordenström 1960 [32] am voll narkotisierten Patienten die Trachea und preßte unter hohem Druck Luft in das Bronchialsystem.

Dotter [13] entwickelte 1958 als neue Technik die Okklusionsaortographie: Ein 1950 von ihm vorgestellter, doppellumiger Katheter blokkierte gasgefüllt oberhalb der Koronarostien für 5 bis 10 Sekunden die Aorta, um bei der Injektion von Thorothrast die Füllung der Aorta ascendens zu verhindern. Er führte bei 51 Hunden über 500 Koronardarstellungen durch. Im gleichen Jahr publizierte Dotter eine Arbeit über die Kombination zwischen „cardiac arrest" durch i.v. Gabe von Acetylcholin und Okklusion der Aorta ascendens mittels eines Ballons [14].

Sowohl die Toxizität der damals verwendeten Kontrastmittel als auch die noch unzureichende Röntgentechnik erschwerten die anfänglichen Versuche auf dem Gebiet der Koronararteriendarstellung erheblich. 1958 beschrieben Richard und Thal einen „phasic dye injection control apparatus" zur gleichmäßigen Kontrastmittelapplikation [34].

Erst die 1957 von Seldinger entwickelte Führungsdrahttechnik [36, 37] vereinfachte den Zugang zum linken Herzen. Seine Technik erlaubte es, das Risiko der extraluminalen Kontrastmittelapplikation zu minimieren und den Katheter bis zur Entwicklung der Röntgenaufnahmen im Gefäß zu belassen. Die Gefäße wurden nicht mehr freipräpariert, sondern perkutan punktiert. Ein wesentlicher Vorteil der Methode bestand darin, die Punktionsnadel im Anschluß an die Punktion über einen zuvor durch die Nadel in das Gefäß vorgeschobenen Draht wieder zu entfernen. Dadurch war die Verwendung wesentlich dünnerer Punktionsnadeln möglich. Auch entfiel der bei weitlumigen Punktionsnadeln ohne Ventil oft bedeutsame Blutverlust.

In der Folgezeit wurden unterschiedlich geformte Katheter zur „semi"-selektiven Koronarangiographie entwickelt. So machten Bellmann und Williams erste Erfahrungen mit „Loopkathetern", deren Löcher das Kontrastmedium möglichst gezielt in die Koronarostien entlassen sollten [3, 44].

Durch Fortschritte in der Radiologie (u.a. Röntgenbildverstärker und Röntgenkinematographen) war es jetzt auch möglich, die Injektion zeitgleich am Bildschirm zu verfolgen. Bis zu dieser Zeit wurde noch mit großformatigen Aufnahmen in Blattfilmwechslern gearbeitet. Die selektive Koronarangiographie war jedoch erst durch eine simultane optische Kontrolle der Katheterlage möglich.

Ein weiterer historischer Schritt in der Entwicklung der Koronarangiographie war die 1959 von Sones publizierte Technik zur selektiven Koronardarstellung. Dabei traten weder die erwarteten Arrhythmien noch pektanginöse Beschwerden auf. Sones und Shirey benutzten einen Dreiwegehahn zur Druckmessung und Injektion von Kontrastmittel oder Kochsalzlösung durch den Katheter [39].

1962 beschrieb Ricketts [35] die selektive Koronarangiographie über 2 verschiedene neue Katheter ohne Seitlöcher, mit denen auch der intrakoronare Blutdruck registriert werden konnte.

Es vollzog sich eine rasche Entwicklung verschiedener Techniken und Materialien, wenn auch der Nutzen der neuen Technik noch nicht abzusehen war. Sones selbst schrieb zum Beispiel noch: „ ... the ultimate usfulness ... (of coronary angiography) ... remains to be defined" [39].

1962 entwickelte Gray [20] eine Segmentkartographie der Koronarien, um eine genaue Dokumentation auffälliger Befunde zu ermöglichen.

Viamonte [43] schlug 1965 zur Verbesserung der Punktionstechnik eine Art Schleuse vor. Die zur Punktion verwendete Nadel enthielt einen innenliegenden Trokar, nach dessen Entfernung die Kanüle durch ein Ventil verschlossen wurde. Der Führungsdraht konnte nun ohne großen Blutverlust vorgeschoben werden, für das Einführen des Katheters mußte das System entfernt werden.

William Proudfit [33] verglich 1966 die Korrelation der klinischen Beurteilung eines erfahrenen Kardiologen mit den koronarangiographischen Befunden. 37% der vom Untersucher als koronarkrank eingestuften Patienten hatten keine signifikante Obstruktion oder sogar völlig gesunde Gefäße, was die Bedeutung der invasiven Diagnostik bestätigte.

Den Weg zur einer weiten Verbreitung der Koronarangiographie bereitete maßgeblich Melvin P. Judkins 1967 [28] mit der Beschreibung einer einfach erlernbaren sicheren Technik des Zugangs über die A. femoralis: Der Katheter wurde über den Führungsdraht bis zum Aortenbogen vorgeschoben, wo er nach dem Entfernen des Drahtes seine Form annahm, mit deren Vorspannung der Katheter bei den meisten Patienten durch weiteres Vorschieben von selbst in das Koronarostium der linken Kranzarterie sprang. Entsprechend wurde mit dem rechtskoronaren Katheter verfahren, der kurz über dem linken Sinus um 180 Grad gedreht werden mußte und sich sodann ebenfalls aufgrund seiner Vorspannung in das Ostium schob. Judkins arbeitete mit 8F-Kathetern von 100 cm Länge, die er in heißem Wasser weich und biegsam machte und über zwei vorgeformte Drähte zog, um ihnen die gewünschte Form zu geben. Der Katheter besaß eine eingegossene Metallspirale, die distalen 2 cm hatten einen auf 1,8 mm verminderten Durchmesser (5,5 Charr), Seitlöcher waren nicht vorhanden. Kurt Amplatz stellt einen Monat später ebenfalls speziell entwickelte Katheter vor, die sich in der Folgezeit aber nicht durchzusetzen vermochten [1].

Durch die nun einfache und relativ komplikationslose selektive Koronarangiographie sowie durch die zunehmende Verbreitung und Verbesserung der Bypass-Chirurgie entwickelte sich diese Methode Ende der 60er Jahre zu einem Routineverfahren in der Diagnostik der koronaren Herzkrankheit.

Von der anfänglichen invasiven Untersuchung von Herzfehlern führte also der Weg über einfachere arterielle Zugänge zur selektiven Koronarangiographie [29, 40]. Seit 1977 steht dem Kardiologen mit der von Andreas Grüntzig [21] eingeführten perkutanen transluminalen Koronarangioplastie (PTCA) auch eine therapeutische Interventionsmöglichkeit zur Verfügung. Ballonkatheter wurden seit 1974 bei Patienten mit Beinarterienokklusion erfolgreich eingesetzt.

Abschließend sei noch einmal W. Forßmann aus seiner 1929 in der Klinischen Wochenschrift erschienenen Arbeit zitiert [16]: „Zum Schluß möchte ich darauf hinweisen, daß die von mir angewandte Methode zahlreiche Ausblicke auf neue Möglichkeiten für (...) Untersuchungen der Herztätigkeit eröffnet (...)."

Literatur

1. Amplatz K, Formanek G, Stanger P, Wilson W (1963) Techniques of coronary arteriography. Circulation 27:101
2. Bayer O, Loogen F, Wolter HH (1954) Die Herzkatheterisierung bei angeborenen und erworbenen Herzfehlern. 2. Aufl. 1966, Thieme, Stuttgart
3. Bellman S, Frank HA, Lambert PB, Littman D, Williams JA (1960) Coronary arteriography I: Differential opacification of the aortic stem by catheters of special design-experimental development. New Engl J Med 262:325
4. Benatt AJ (1949) Cardiac catheterization. Lancet I:746
5. Bichat X (1822) Recherches physiologiques sur la vie et la mort
6. Blöhmer H (1978) Der Herzkatheterismus. Münch Med Wochenschr 120(14): 490–492
7. Boerema L, Blickman JR (1958) Reduced intrathoracic circulation as an aid in arteriography. J Thorac Surg 30:129–142
8. Chauveau JB, Marey EJ (1862) Appareils et expériences cardiographiques. Mem Aca Imp Med 26:151
9. Cheveau JB, Marey EJ (1862) De la force deployée par la contraction des différentes cavités du cœur. C R Soc Biol (Paris) 4(3):151
10. Cournand A, Ranges HS (1941) Catheterization of the right auricle in man. Proc Soc Exp Biol (New York) 46:462
11. Dieffenbach JF (1832) Physiologisch-chirurgische Betrachtungen bei Cholera-Kranken. Cholera Archiv 1. 1:86–105
12. DosSantos R, Lamas C, Caldas J (1929) L'artériographie des membres, de l'aorte et de ses branches abdominales. Bull Mem Soc Nat Chir (Paris) 55:587–601
13. Dotter CT, Fritsche LH (1958) Visualization of the coronary circulation by occlusion aortography: A practical method. Radiology 71:502
14. Dotter CT, Fritsche LH, Hoskinson WS, Kawashima E, Philips RW (1959) Coronary arteriography during induced cardiac arrest and aortic occlusion. Arch Intern Med 104:720

15. Fitzpatrick HF (1949) A small plastic tubing technique for right and left heart catheterization. Fed Proc 8:46
16. Forßmann W (1929) Die Sondierung des rechten Herzens. Klin Wochenschr 45:2085–2087
17. Forßmann W (1978) Über Kontrastdarstellung der Höhlen des lebenden rechten Herzens und der Lungenschlagader. Münch Med Wochenschr 120(14):489
18. Forßmann W (1931) Die Methodik der Kontrastdarstellung der zentralen Kreislauforgane. Arch Klin Chir 167:787
19. Forßmann W (1972) Selbstversuch: Erinnerungen eines Chirurgen. Droste, Düsseldorf
20. Gray CR, Hoffmann HA, Hammond WS, Miller KL, Oseasohn RO (1962) Correlation of arteriographic and pathologic findings in the coronary arteries in man. Circulation 26:494
21. Grüntzig AR, Semming A, Siegenthaler WE (1979) Nonoperative dilatation of coronary artery stenosis (PTCA). N Engl J Med 301:61–68
22. Hellems HK, Haynes FW, Dexter L (1949) Pulmonary "capillary" pressure in man. J Appl Physiol 2:24
23. Helmsworth JA, McGuire J, Felson B (1950) Arteriography of the aorta and its branches by means of the polyethylene catheter. Am J Roentgenol 64:196
24. Helmsworth JA, McGuire J, Felson B, Scott RC (1951) Visualisation of the coronary arteries during life. Circulation 3:536
25. Hoff H (1963) The early history of cardiac catheterization. Arch Int Hist Sci 16:377–404
26. Hoyos JM, DelCompo CG (1948) Angiography of the thoracic aorta and coronary vessels with direct injection of an opaque solution into the aorta. Radiology 50:211
27. Jönsson G, Hellstrom L (1948) Visualisation of the coronary arteries: Preliminary report. Acta Radiol 29:536
28. Judkins MP (1967) Selective coronary arteriography I: A percutaneous transfemoral technique. Radiology 89:815
29. Judkins MP (1968) Percutaneous transfemoral selective coronary arteriography. Radiol Clin North Am 6:467
30. Klein O (1930) Zur Bestimmung des zirkulatorischen Minutenvolumens beim Menschen nach dem Fickschen Prinzip (Gewinn des gemischtvenösen Blutes beim Menschen). Münch Med Wochenschr 77:1311
31. Löffler L (1943) Die Kontrastmitteldarstellung der Herzhöhlen und der Lungengefäße am lebenden Menschen. 65. Tagung der Deutschen Gesellschaft für Chirurgie, Dresden
32. Nordenström B (1960) Contrast examination of the cardiovascular system during increased intrabronchial pressure. Acta Radiol [Suppl] 200:1
33. Proudfit WL, Shirey EK, Sones FM (1966) Selective cine coronary arteriography. Correlation with clinical findings in 1000 patients. Circulation 33:901
34. Richards B, Thal AP (1958) Phasic dye injection control system for coronary arteriography in the human. Surg Gynecol Obstet 107:739
35. Rickets HJ, Abrams HL (1962) Percutaneous selective coronary cine arteriography. JAMA 181:620
36. Seldinger SI (1953) Catheter replacement of the needle in percutaneous angiography. A new technique. Acta Radiol 39:368–376
37. Seldinger SI (1957) Visualization of aortic arterial occlusion by percutaneous puncture or catheterization of peripheral arteries. Angiology 8:73
38. Senn N (1889) Experimental Surgery (Chicago) 1889

39. Sones FM, Shirey EK, Proudfit WL, Westcott RN (1959) Cine-coronary arteriography. Circulation 20:773–774
40. Sones FM, Shirey EK (1962) Cine coronary arteriography. Mod Conc Cardiovasc Dis 31:735
41. Thal AP, Lester RG, Richards LS, Murray MJ (1957) Coronary arteriography in arteriosclerotic disease of the heart. Surg Gynecol Obstet 105:457
42. Toellner R (1986). Illustrierte Geschichte der Medizin. Salzburg 3:1224–1226
43. Viamonte M, Stevens R (1965) Guided angiography. Am J Roentgenol 94:30
44. Williams JA, Littman D, Hall JH, Bellman S, Lambert PB, Frank HA (1960) Coronary arteriography II: Clinical experiences with the loop-end catheter. N Engl J Med 262:328

2 Anatomie des Trigonum femorale

R. Bach, J. Thome

Erst die genaue Kenntnis der Anatomie schafft die Voraussetzung, daß man gleichsam durch die Haut hindurch „sehen" und einen Eingriff gezielt durchführen kann, ohne das Suchen zum Inhalt seiner Tätigkeit zu machen. Gleichzeitig können das Vorgehen, die Technik und evtl. auftretende Komplikationen mit einer klaren Terminologie verständlich beschrieben werden.

Die Punktion der A. femoralis erfolgt in der Regio subinguialis (Abb. 2.1). Darunter versteht man den unmittelbar unterhalb des Leistenbandes gelegenen Teilabschnitt des Trigonum femorale, in dem die wichtigsten anatomischen Strukturen (Gefäße, Nerven, Lymphknoten) der Regio femoralis anterior liegen [7]. Das Trigonum femorale wird proximal durch das Lig. inguinale begrenzt, medial durch den M. gracilis und lateral-distal durch den schräg verlaufenden M. sartorius [1]. Innerhalb dieses Dreiecks bilden der M. iliopsoas und der M. pectineus eine Rinne, die Fossa iliopectinea, in der der N. femoralis sowie die A. und V. femoralis verlaufen. Alle genannten Strukturen werden von der Fascia lata bedeckt, einer Bindegewebsfaszie, die den gesamten Oberschenkel umhüllt. Da über der Fossa iliopectinea die Fascia lata jedoch für die an dieser Stelle durch sie hindurchtretenden zahlreichen Hautnerven und Hautgefäße stark durchlöchert ist, spricht man in diesem Bereich von der Fascia cribrosa. Entfernt man die Fascia cribrosa, verbleibt der Hiatus saphenus als eine große Öffnung in der Fascia lata (Abb. 2.2 und 2.3) [5].

Blutungen nach Punktion der A. femoralis können sich durch die Lamina cribrosa in die Subkutis ausbreiten. Da das Unterhautgewebe des Trigonum femorale nur von wenigen und recht lockeren Retinacula cutis gefächert wird, nehmen solche Blutergüsse leicht flächenhafte Ausmaße an. Sie können nach proximal über das Leistenband hinweg bis weit in die Regionen des Bauches (Regiones inguinales, Regio suprapubica, Regiones laterales, Regio umbilicalis) und nach distal bis in die Subkutis des Unterschenkels reichen (Abb. 2.1). Ein Ausbreiten der Blutung in die Tiefe der Fossa iliopectinea wird meist durch deren

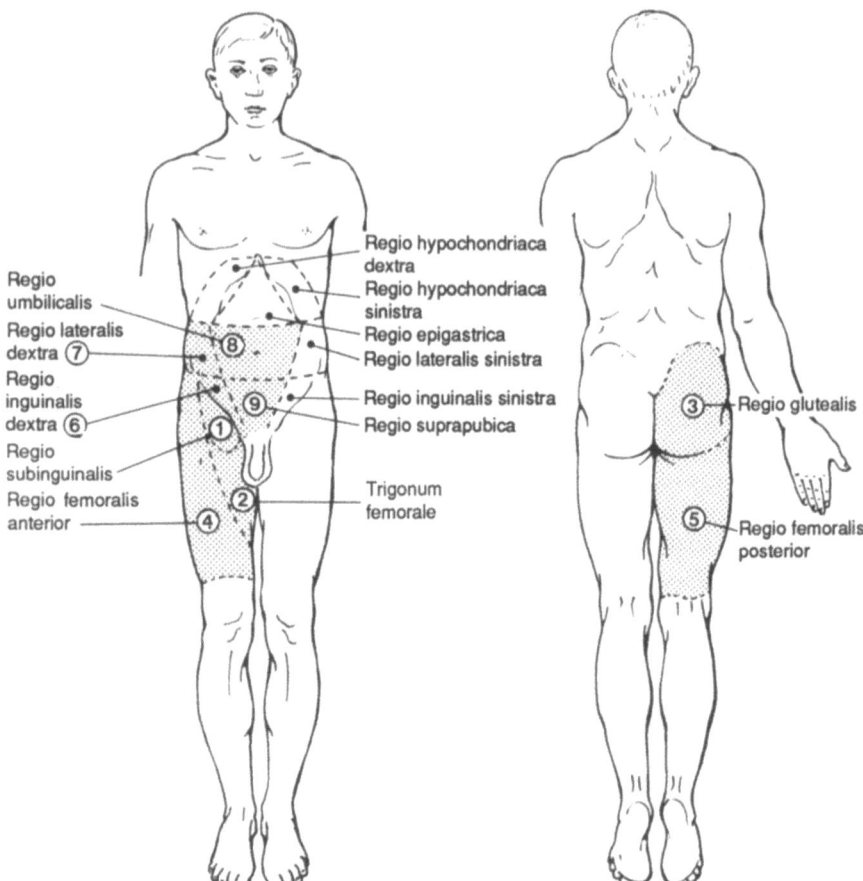

Abb. 2.1. Regionen des Bauches und Oberschenkels: Große Hämatome nach Punktion der A. femoralis können folgende Regionen des Oberschenkels und Bauches betreffen: Regio subinguinalis (*1*) als Teil des Trigonum femorale (*2*), Regio glutealis (*3*), Regio femoralis anterior (*4*), Regio femoralis posterior (*5*), Regio inguinalis dextra (*6*), Regio lateralis dextra (*7*), Regio umbilicalis (*8*), Regio suprapubica (*9*). [7]

Fasziengrenzschichten verhindert, ist jedoch über die lateralen und distalen Gefäßpforten der Grube möglich. In der Tiefe wird eine Ausbreitung in das Becken durch die Nodi lymphatici inguinales profundi blockiert, da sie die proximale Gefäßpforte verschließen. Außerdem schließt das Septum femorale den medialen Abschnitt der Lacuna vasorum zur Bauchhöhle hin ab [5].

Anatomie des Trigonum femorale

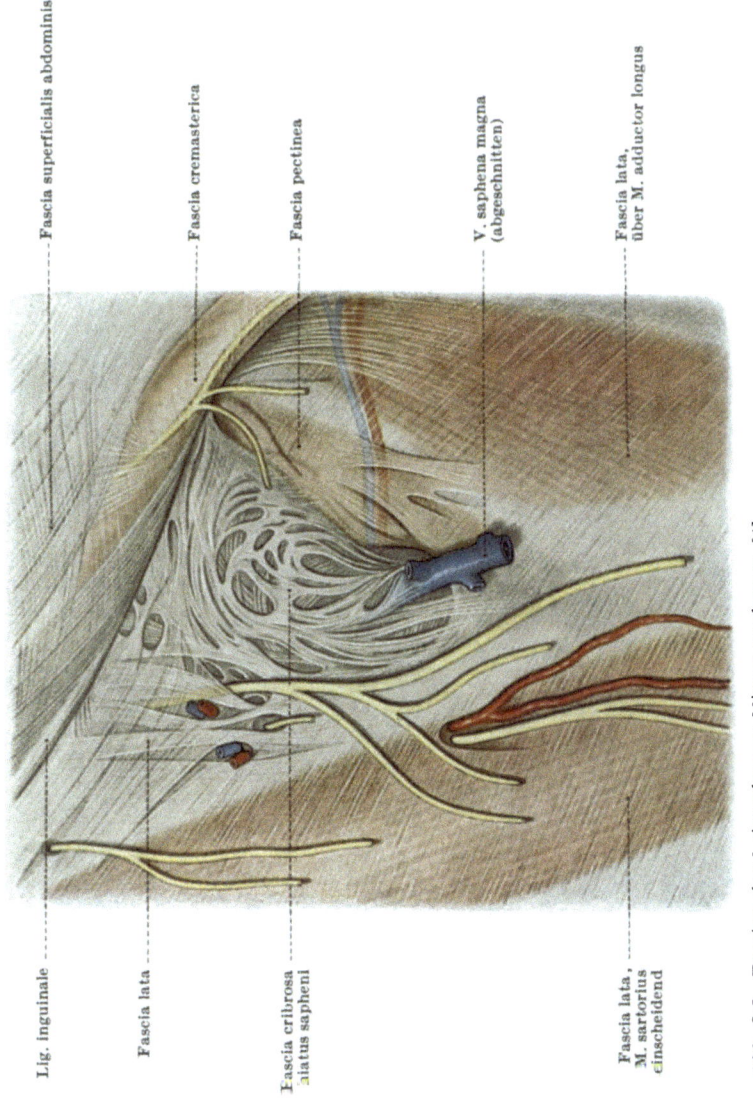

Abb. 2.2. Faszien der Leistenbeuge: Hiatus saphenus. [6]

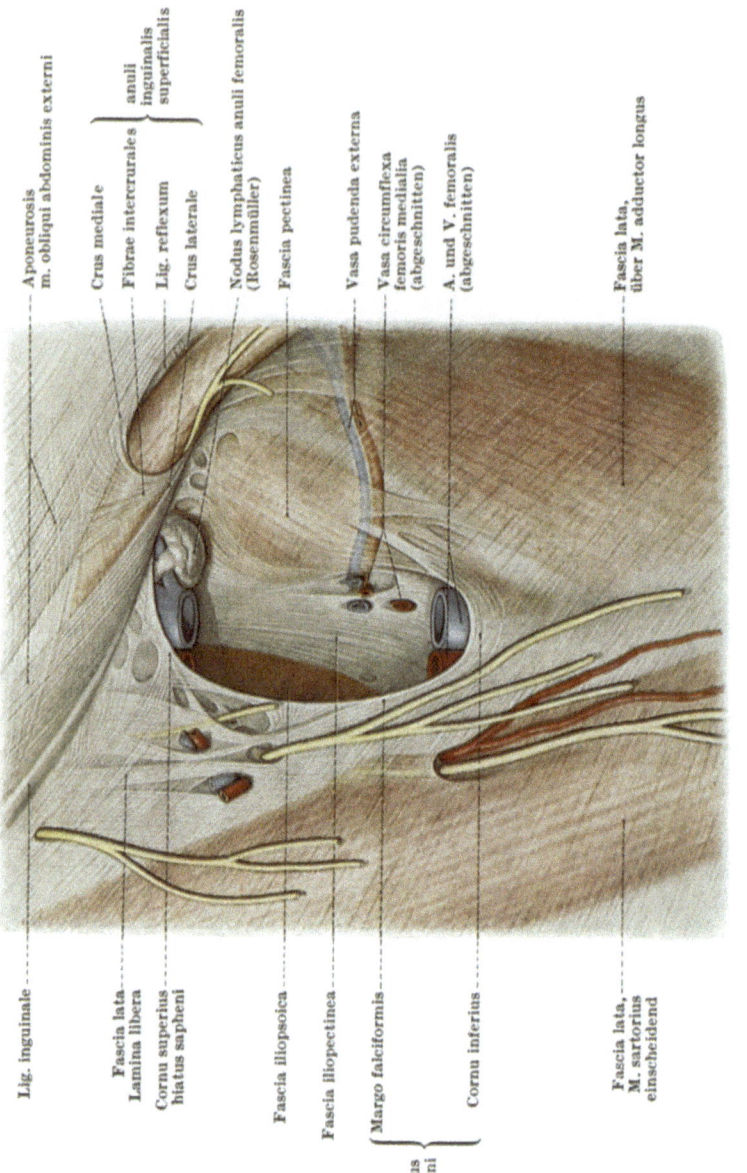

Abb. 2.3. Faszien des Hiatus saphenus und des Canalis femoralis. [6]

Anatomie des Trigonum femorale

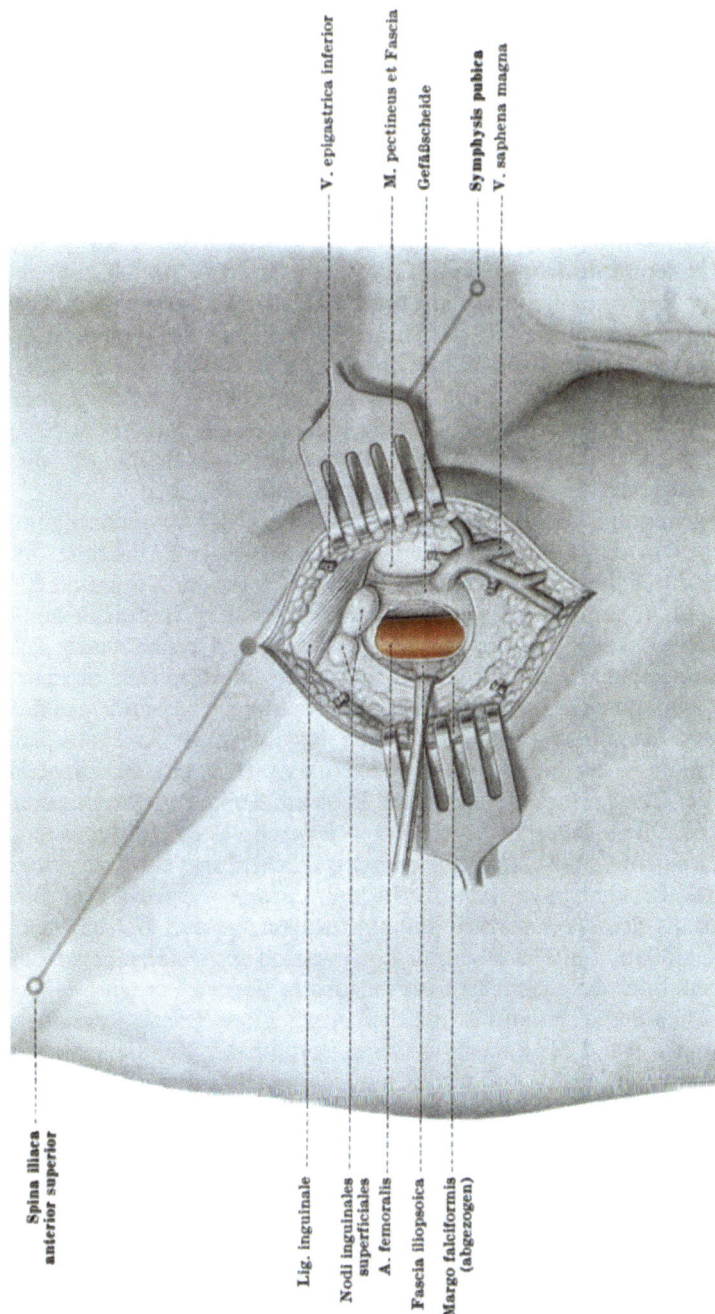

Abb. 2.4. Regio subinguinalis: A. femoralis im Punktionsgebiet freigelegt. [6]

Bei der Punktion der A. femoralis bieten das Leistenband sowie die unmittelbar darüber lokalisierte Inguinalfalte (Sulcus inguinalis) der Haut Orientierungshilfe (Abb. 2.4). Allerdings entspricht der Verlauf des Sulcus inguinalis nur beim leptosomen Konstitutionstyp dem Verlauf des Lig. inguinale. Bei adipösen Menschen liegt die Inguinalfalte bis zu 6 cm distal des Leistenbandes und kann sogar verdoppelt sein, was beim wohlgenährten Säugling die Regel ist [6]. In Rückenlage – bei leicht gebeugtem Bein in Abduktionsstellung – entspannen sich die Faszien, und die A. femoralis läßt sich nur wenig distal der Mitte des Leistenbandes in der Regio subinguinalis gut tasten. Das Gefäß verläuft an dieser Stelle nur ca. 2 cm unterhalb der Hautoberfläche, wird jedoch bei Adipösen mit der Punktionsnadel manchmal erst nach 5 cm erreicht.

Die A. femoralis geht aus der A. iliaca externa hervor und trägt ihren Namen nach dem Durchtritt unter dem Lig. inguinale. Neben der Arterie passieren auch die V. femoralis, der Ramus femoralis des N. genitofemoralis sowie der N. femoralis das Leistenband (Abb. 2.5).

Alle genannten Gefäße und der Ramus femoralis des N. genitofemoralis liegen in der *Lacuna vasorum*, einer dreieckigen Gefäßloge, die *proximal* durch das Lig. inguinale (verstärkter Unterrand der Faszie des M. obliquus abdominis externus), *medial* durch das Lig. pectineale (aponeurotische Ursprungsfasern des M. pectineus) und *dorsal* durch den Arcus iliopectineus (Verstärkung der Faszie des M. iliopsoas) begrenzt wird [3]. Die spitzwinklige, zum Tuberculum pubicum weisende mediale Kante der Lacuna vasorum wird durch bogenförmige Ausläufer des Leistenbandes – das Lig. lacunare – abgerundet. Hier, also ganz medial neben der V. femoralis liegt der Rosenmüllersche Lymphknoten (Abb. 2.6). Die A. femoralis ist mit der V. femoralis durch Bindegewebsfasern zu einem Gefäßbündel zusammengefaßt und tritt etwa unter der Mitte des Leistenbandes hervor. In der Lacuna vasorum liegt die A. femoralis dem Pecten ossis pubis direkt auf, so daß Blutungen in diesem Gefäßabschnitt leicht durch Kompression des Gefäßes gegen das Schambein oder das Caput femoris beherrscht werden können [6, 7].

Zwischen der A. femoralis und dem Arcus iliopectineus, am äußersten lateralen Rand der Lacuna vasorum, verläuft der Ramus femoralis des N. genitofemoralis. Aufgrund der größeren Breite des weiblichen Beckens ist die Lacuna vasorum bei der Frau weiter angelegt als beim Mann. Darüber hinaus ist oft auch die Durchtrittspforte der Schenkelgefäße in ihrem medialen Winkel bei der Frau weiter, da das Lig. lacunare schwächer ausgebildet ist oder gänzlich fehlt [6]. In der Regel liegt die A. femoralis distal der Lacuna vasorum zunächst in der Fossa iliopectinea zwischen M. iliopsoas und M. pectineus. Danach verläuft sie, vom M. sartorius verdeckt, etwas medial steil nach unten.

Anatomie des Trigonum femorale

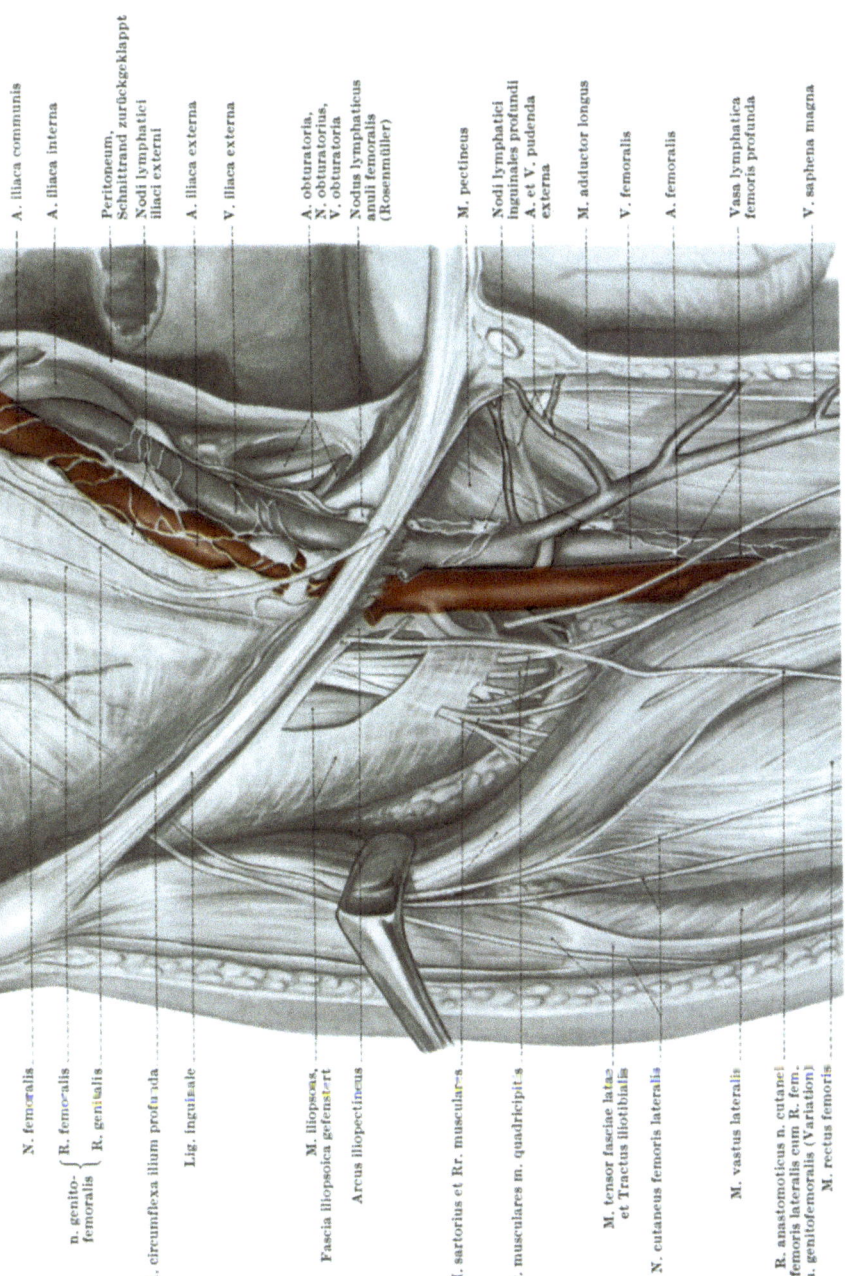

Abb. 2.5. Gefäße und Nerven der Regio inguinalis profunda. [6]

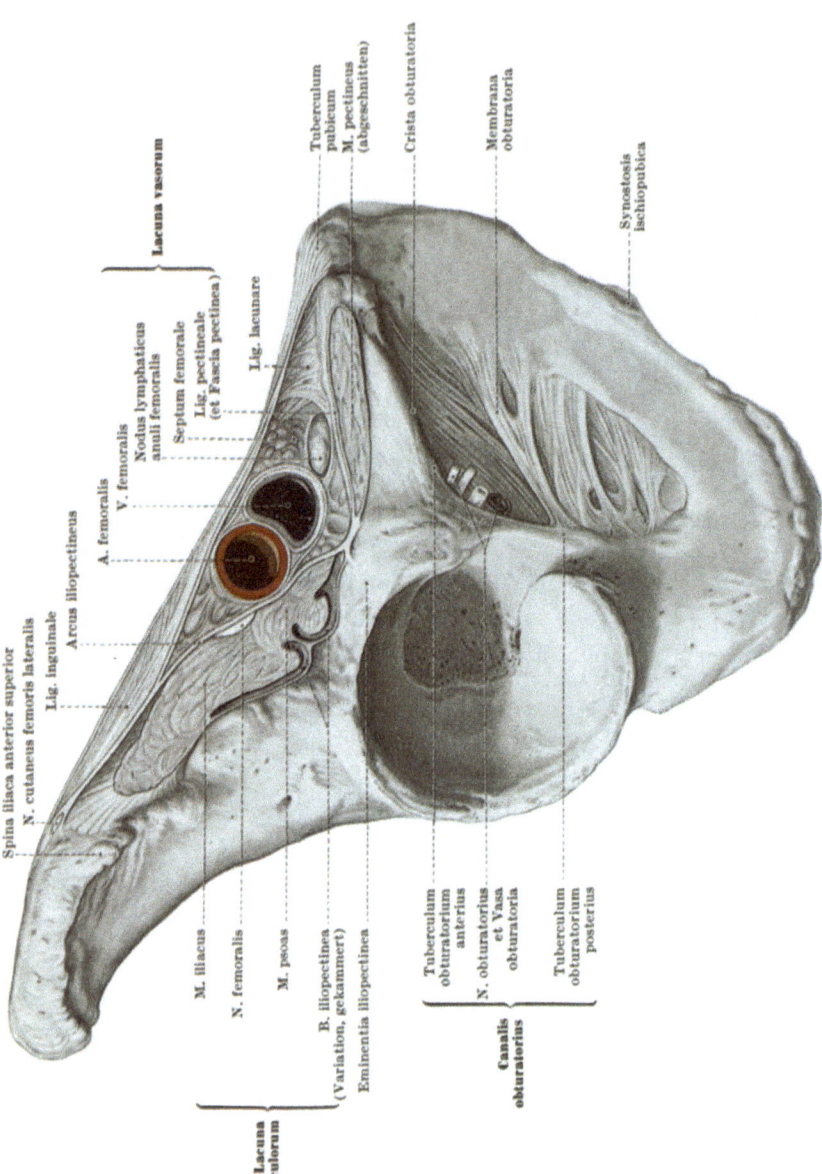

Abb. 2.6. Gefäß- und Muskelpforte unter dem Leistenband. [6]

Bei der Punktion der A. femoralis muß die große Variabilität der Astabgänge unterhalb des Leistenbandes berücksichtigt werden. Unmittelbar nach Verlassen der Lacuna vasorum gehen drei kleine Hautarterien aus der A. femoralis ab: die A. epigastrica superficialis, die durch die Lamina cribrosa in die Subkutis gelangt, wo sie über den Unterbauch zum Nabel zieht, die A. circumflexa ilium superficialis, die nach lateral in Richtung Spina iliaca anterior superior verläuft und die Aa. pudendae externae, die nach subfaszialem und subkutanem Verlauf die äußeren Geschlechtsorgane erreichen. Vor allem die A. circumflexa ilium superficialis kann aufgrund ihres Verlaufs in der Subcutis versehentlich bei Lokalanästhesie in der Regio subinguinalis getroffen werden und Hämatome verursachen (Abb. 2.7). Häufig entspringen die A. epigastrica superficialis und die A. circumflexa ilium superficialis mit einem gemeinsamen Stamm.

Drei bis 6 cm distal des Leistenbandes verläßt die A. profunda femoris die A. femoralis. Sie ist fast genauso stark wie ihr Muttergefäß, an dessen lateraler Seite sie zunächst fast parallel verläuft, bevor sie in der Spalte zwischen Extensoren- und Adduktorenmuskeln in der Tiefe verschwindet. Noch innerhalb der Fossa ileopectinea gehen aus der

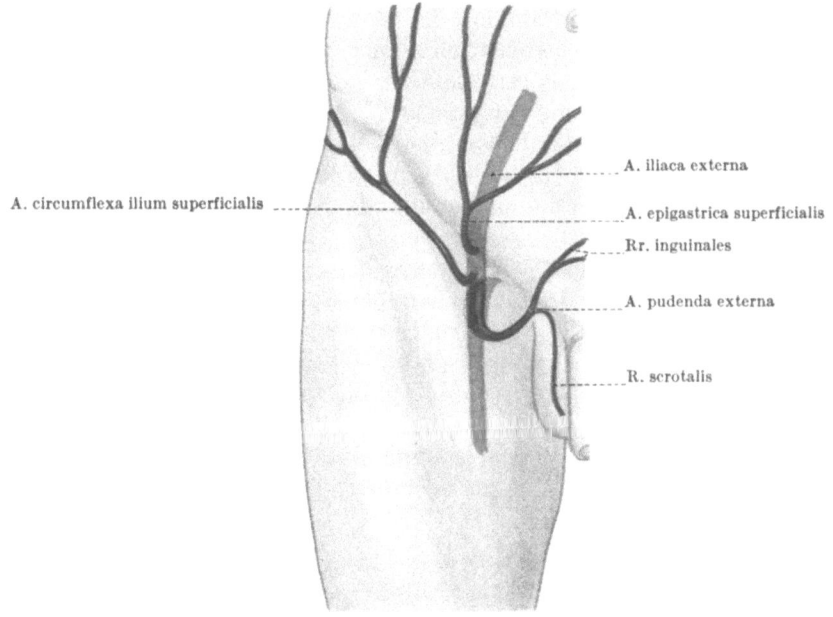

Abb. 2.7. Hautarterien der Regio inguinalis. [6]

A. profunda femoris die beiden Aa. circumflexae femoris ab. Der Ursprung eines oder auch beider Äste ist um so häufiger auf dem Stamm der A. femoralis selbst zu finden, je weiter distal die A. profunda femoris entspringt (Abb. 2.8). In 50–60% besteht ein Truncus profundocircumflexus perfectus, der gewöhnlich nahe am Lig. inguinale (etwa 3,5 cm) entsteht. Ein Truncus profundocircumflexus medialis entspringt normalerweise 3,8 cm, ein Truncus profundocircumflexus lateralis 4,3 cm distal des Lig. inguinale. Gibt die A. profunda femoris keine Aa. circumflexae ab, so geht sie gewöhnlich 4,3 cm (2,4 bis 7 cm) distal des Lig. inguinale ab (Abb. 2.9) [6]. Aufgrund der engen nachbarschaftlichen Beziehungen zwischen A. femoralis, A. profunda femoris und V. femoralis sowie deren Gefäßäste können bei der Punktion der A. femoralis AV-Fisteln entstehen [2, 4]. Vor allem wenn die Punktion zu weit distal an der Stelle erfolgt, wo die V. profunda femoris vor ihrer Einmündung in die V. femoralis die A. profunda femoris über- bzw. die A. femoralis unterkreuzt, besteht das Risiko einer AV-Fistel. Dies ist meist in einem Bereich von 4 bis 7 cm distal des Leistenbandes der Fall. Besonders der Verlauf der venösen Gefäße ist so reich an Varietäten (Abb. 2.10), daß die Gefahr einer gleichzeitigen Punktion von Arterie und Vene niemals ganz ausgeschlossen werden kann.

Bei der vor der Punktion der A. femoralis vorgenommenen Lokalanästhesie sollte die Punktion des N. femoralis wegen der dabei oft auftretenden elektrisierenden Sensationen möglichst vermieden werden. Der Nerv verläuft recht oberflächlich, unmittelbar lateral der A. femoralis und ist nur durch wenig Fettgewebe von der Fascia lata getrennt. Nach Punktion des N. femoralis kann noch Wochen ein Taubheitsgefühl an der Oberschenkelvorderseite verbleiben. Außerdem anastomosiert der N. femoralis mit dem Ramus femoralis des N. genitofemoralis, der ebenfalls die Oberschenkelvorderseite versorgt. Da der N. femoralis darüber hinaus auch oft mit dem N. cutaneus femoris lateralis anastomosiert, können nach Läsion des Nerven Sensibilitätsstörungen auch an der lateralen Oberschenkelseite auftreten. Der sensible Endast des N. femoralis versorgt als N. saphenus die medialen Hautanteile des Unterschenkels.

Nach Punktion der A. femoralis passiert man beim Vorschieben des Führungsdrahtes vor Erreichen der Aorta die A. iliaca externa und die A. iliaca communis. Auf dem beschriebenen Weg kann der Draht versehentlich in die A. iliaca interna oder die A. iliaca communis der Gegenseite abweichen.

Anatomie des Trigonum femorale

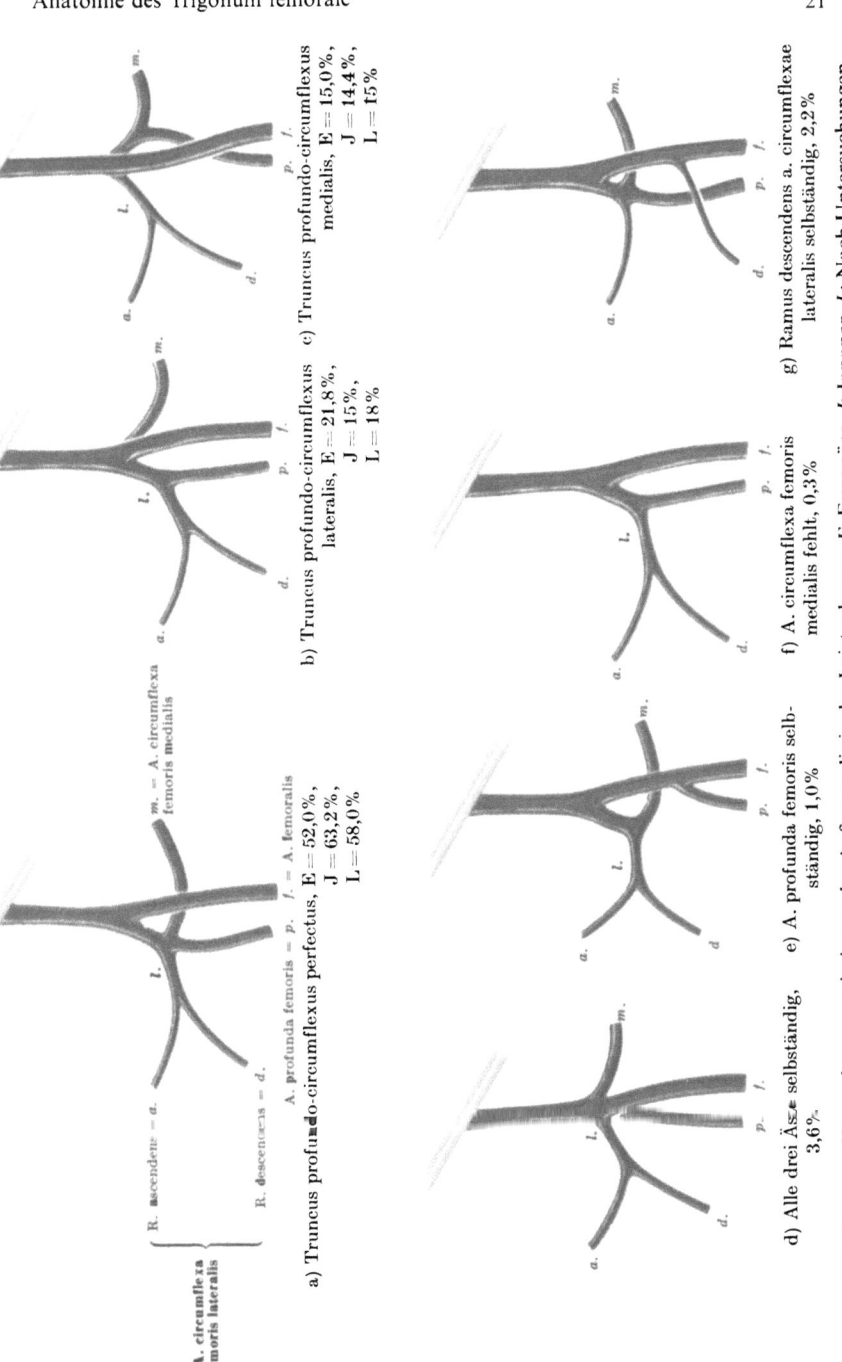

Abb. 2.8 a–g. Verzweigungsvariationen der A. femoralis in der Leistenbeuge; *E:* Europäer, *J:* Japaner, *L:* Nach Untersuchungen von Lippert. [6]

a) Truncus profundo-circumflexus perfectus, E = 52,0%, J = 63,2%, L = 58,0%

b) Truncus profundo-circumflexus lateralis, E = 21,8%, J = 15%, L = 18%

c) Truncus profundo-circumflexus medialis, E = 15,0%, J = 14,4%, L = 15%

d) Alle drei Äste selbständig, 3,6%

e) A. profunda femoris selbständig, 1,0%

f) A. circumflexa femoris medialis fehlt, 0,3%

g) Ramus descendens a. circumflexae lateralis selbständig, 2,2%

l. = A. circumflexa femoris lateralis
R. ascendens = *a.*
R. descendens = *d.*
A. profunda femoris = *p.*
f. = A. femoralis
m. = A. circumflexa femoris medialis

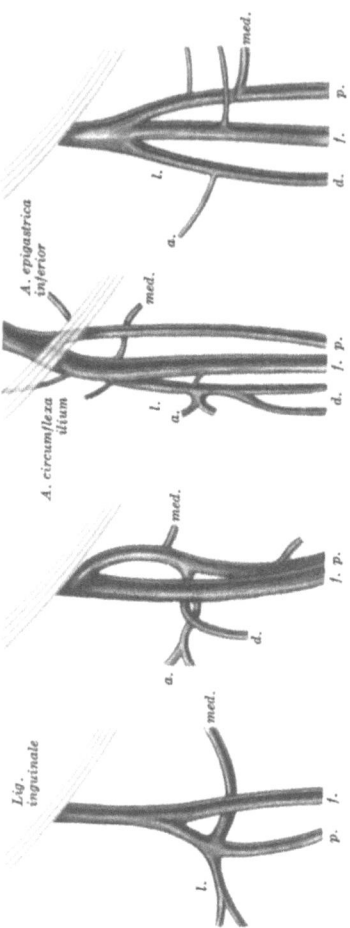

Regelfall: A. profunda femoris lateral der A. femoralis. 48%

a) Truncus profundo-circumflexus perfectus entspringt hoch und begleitet A. femoralis medial. 40%

b) A. profunda femoris entspringt hoch und begleitet A. femoralis medial, Ramus descendens ae. circumflexae femoris lateralis lateral

c) Wie b, jedoch Verzweigung in der Leistenbeuge

Abb. 2.9 a–c. Parallele Arterienstämme in der Leistenbeuge. [6]

Abb. 2.10 a–f. Variationen der Vena femoralis. [6]
▶

Anatomie des Trigonum femorale

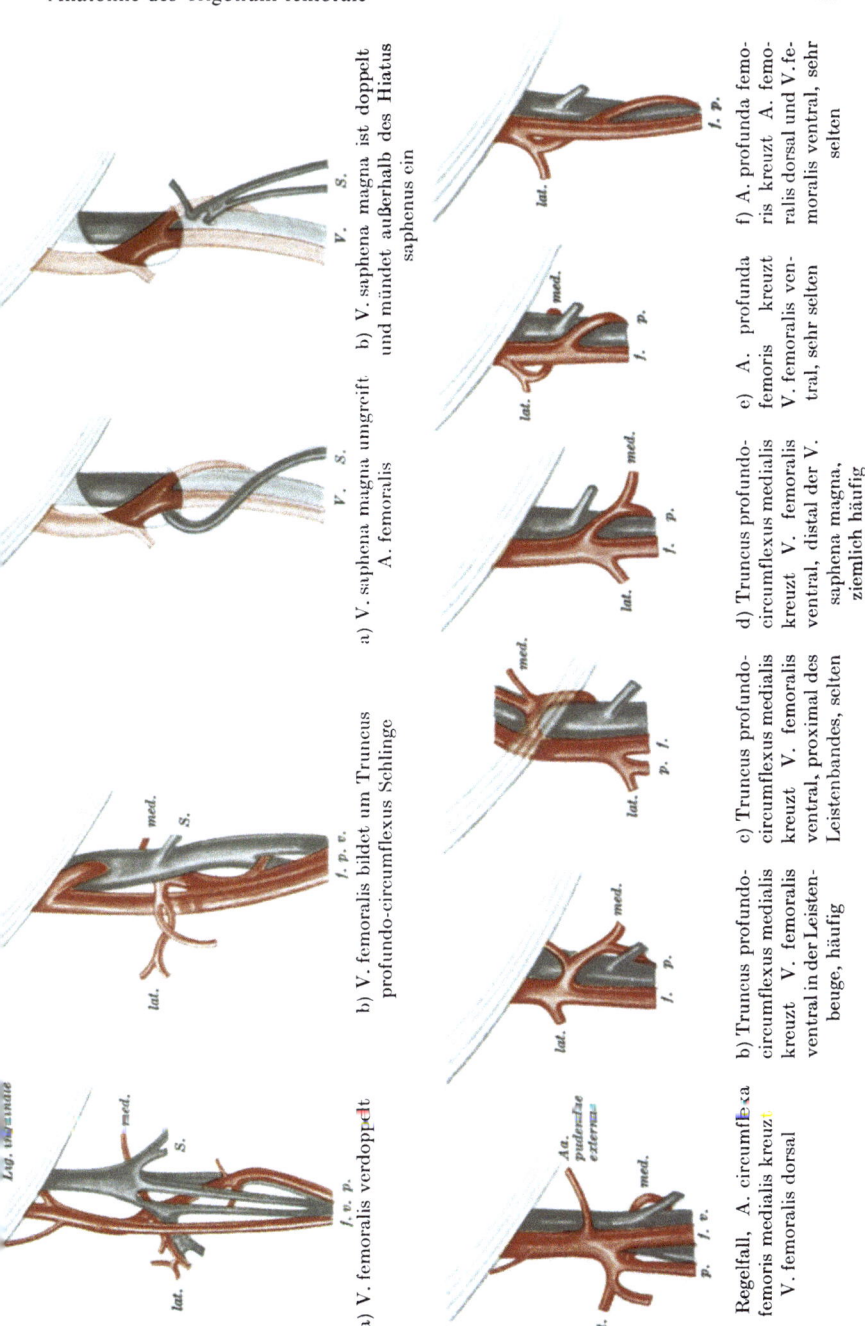

a) Regelfall, A. circumflexa femoris medialis kreuzt V. femoralis dorsal

b) Truncus profundocircumflexus medialis kreuzt V. femoralis ventral in der Leistenbeuge, häufig

c) Truncus profundocircumflexus medialis kreuzt V. femoralis ventral, proximal des Leistenbandes, selten

d) Truncus profundocircumflexus medialis kreuzt V. femoralis ventral, distal der V. saphena magna, ziemlich häufig

e) A. profunda femoris kreuzt V. femoralis ventral, sehr selten

f) A. profunda femoris kreuzt A. femoralis dorsal und V. femoralis ventral, sehr selten

a) V. femoralis verdoppelt

b) V. femoralis bildet um Truncus profundo-circumflexus Schlinge

a) V. saphena magna umgreift A. femoralis

b) V. saphena magna ist doppelt und mündet außerhalb des Hiatus saphenus ein

Literatur

1. Frick H, Leonhardt H, Stark D (1980) Allgemeine Anatomie – Spezielle Anatomie 1: Extremitäten, Rumpfwand. Taschenlehrbuch der gesamten Anatomie: Erster Band, 2. Aufl. Thieme, Stuttgart
2. Igidbashian VN, Mitchell DG, Middleton WD, Schwartz RA, Goldberg BB (1989) Iatrogenic femoral arteriovenous fistula: Diagnosis with color Doppler imaging. Radiology 170 (3 Pt 1): 749–752
3. Platzer W, Kahle W, Leonhardt H (1986) Bewegungsapparat. Taschenatlas der Anatomie für Studium und Praxis: Erster Band, 5. Aufl. Thieme, Stuttgart
4. Skillman JJ, Kim D, Baim DS (1988) Vascular complications of percutaneous femoral cardiac interventions. Incidence and operative repair. Arch Surg 123(10): 1207–1212
5. Töndury G (1970) Angewandte und topographische Anatomie. Ein Lehrbuch für Studierende und Ärzte; 4. Aufl. Thieme, Stuttgart
6. Wachsmuth W, Lanz T von (1972) Praktische Anatomie: Bein und Statik. Springer, Berlin Heidelberg New York
7. Waldeyer A, Mayet A (1987) Anatomie des Menschen für Studierende und Ärzte dargestellt nach systematischen, topographischen und praktischen Gesichtspunkten: Erster Band, 15. Aufl. De Gruyter, Berlin

3 Punktionstechnik

C. ÖZBEK

Einleitung

In der morphologischen und funktionellen Diagnostik des Herzens und des Gefäßsystems kommt den invasiven Katheteruntersuchungen, insbesondere der Angiographie, eine zentrale Bedeutung zu. Eine Vielzahl von klinischen Befunden und Verdachtsdiagnosen werden durch sie bestätigt, wesentlich ergänzt oder überraschend widerlegt. Umfang und Aufwand der Diagnostik sind der klinischen Fragestellung anzupassen. Die Indikation bestimmt daher auch das Procedere. Die interventionelle Kardiologie und Angiologie mit sprunghaft steigenden Zahlen der Angioplastien und Valvuloplastien, die gezielte Gefäßobliteration bei Tumoren und Hämorrhagien im Zusammenhang mit inoperablen Befunden, die aortale Gegenpulsation bei Patienten mit passagerer Linksherzinsuffizienz setzen einen sicheren und unkomplizierten Eingang in das Gefäßsystem voraus.

Grundsätzlich sind arterielle und venöse Zugänge zu unterscheiden. Gelegentlich sind Zugänge in beide Systeme erforderlich. In der pädiatrischen Kardiologie läßt sich das arterielle System nahezu regelmäßig über ein offenes Foramen ovale vom venösen System aus erreichen.

Als zentralvenöse Eintrittsstellen kommen in Frage: Vena femoralis, Vena brachialis über die Vena antecubiti, Vena jugularis interna und Vena subclavia. Das arterielle System wird über die Arteria femoralis oder Arteria brachialis erreicht. Unter Umständen kann über die Arteria axillaris [1] oder unmittelbar über die Aorta abdominalis [2] eingegangen werden. Eine direkte Punktion des linken Ventrikels bei Zuständen nach Doppelklappenersatz ist sicher strengster Indikationsstellung vorbehalten, der Zugang über die A. carotis communis hat, zumindest für die kardiale Diagnostik, nur noch historische Bedeutung.

In der Erwachsenenkardiologie wie auch bei den meisten übrigen Fachgebieten werden die Zugänge über die Arteria bzw. Vena femoralis [5] oder über die Arteria bzw. Vena brachialis [7] realisiert. Angesichts der Erfordernisse der interventionellen Kardiologie wird dabei der Zugang durch die A. femoralis favorisiert, da das Gefäß großlumiger ist und das Einbringen von dickeren Schleusen und Führungskathetern erlaubt. Zudem ist die Verschlußrate der A. brachialis mit 0,96% gegenüber der A. femoralis mit 0,22% – auch bei rein diagnostischen Eingriffen – vierfach erhöht [4].

Dem stehen eine höhere Zahl von Blutungskomplikationen im Bereich der A. femoralis gegenüber [4]. Grundsätzlich ist die Beherrschung beider Techniken ratsam, da in ca. 0,5% der Fälle die jeweilige Methode nicht zum gewünschten Ziel führt.

Sowohl der arterielle als auch der venöse Zugang können durch die direkte perkutane Punktion oder durch chirurgische Freilegung im Sinne einer Venaesektio bzw. Arteriotomie erfolgen. Praktisch erfolgt der Zugang via A. femoralis und V. femoralis durch die unten ausführlich beschriebene perkutane Punktion, während der Zugang über den Arm – neben der direkten Punktion – auch häufig durch eine chirurgische Freilegung nach der Originalmethode von Sones vorgenommen wird [8].

Eine wesentliche Vereinfachung der diagnostischen Untersuchungstechnik wurde durch die Einführung von Gefäßschleusen erzielt. Die interventionelle Kardiologie ist ohne sie schwer vorstellbar. Schleusen sind katheterähnliche Plastikrohre, die in das Gefäß eingeführt werden, wobei das äußere Ende des Rohres mit einer ventilartigen Dichtung versehen ist. Die Dichtung erlaubt zwar das Einführen von Drähten und Kathetern in die Schleuse bzw. durch sie hindurch bis in das Gefäßlumen, verhindert aber gleichzeitig eine Blutung, die bei einem nach außen offenen Ende unvermeidlich die Folge wäre (Abb. 3.1).

Schleusen erleichtern das Wechseln der Katheter und schienen diese gleichzeitig, was insbesondere bei geschlängeltem Gefäßverlauf der A. iliaca von Bedeutung ist. Sie führen zumindest theoretisch auch zu einer geringeren Gefäßtraumatisierung (vgl. Kap. 8).

In Anpassung an den Verwendungszweck werden unterschiedliche Dicken und Längen angeboten. In der Regel werden Innendurchmesser zwischen 6 und 9 Charr (1 Charrière = 1 French = 1/3 mm), erhältlich 4 Charr bis 28 Charr, mit einer Länge zwischen 4 und 25 cm benötigt. Spezielle Techniken erfordern sogar die Anwendung von Schleusen bis zu 100 cm Länge, wobei dann der Übergang zu Kathetern fließend wird.

Schleusen können sowohl beim Zugang über die Bein- als auch beim Zugang über die Armgefäße eingesetzt werden [3, 6]. Die praktischen Fragestellungen in der Erwachsenenkardiologie erfordern, von wenigen Ausnahmen abgesehen (z.B. Pulmonalisangiographie), einen arteriellen Zugang, während eine venöse Punktion in der Mehrzahl der Untersu-

Punktionstechnik

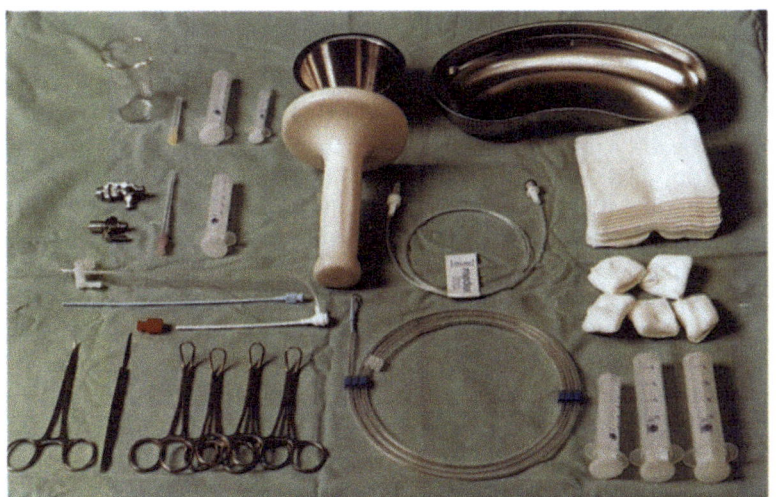

Abb. 3.1. Gerichteter Arbeitstisch für die arterielle Punktion. In der Bildmitte links der Dilatator (*blau*), unterhalb die zugehörige weiße Plastikschleuse mit dem Sideport und Verschlußhahn. Zwischen 4 Tuchklemmen und 3 Plastikspritzen am unteren Bildrand der aufgewickelte J-Führungsdraht mit einem blauen Einführungsstück an der Spitze

chungen entbehrlich ist. Bei Untersuchungen im Zusammenhang mit der koronaren Herzkrankheit zum Beispiel verzichten wir regelmäßig auf die venöse Punktion.

Punktion der A. femoralis

Vorbereitung

Zur Vorbereitung ist eine großflächige Rasur der Leistenregion, jeweils bis 20 cm oberhalb und unterhalb der Inguinalfalte, erforderlich. Es hat sich bewährt, diese erst einige Stunden vor der Untersuchung (nicht auf dem Untersuchungstisch!) vorzunehmen. Damit soll vermieden werden, daß in der Umgebung der Punktionsstelle zum Zeitpunkt der Untersuchung bereits follikuläre Pustelbildungen vorliegen, die dann zur intravasalen Keimverschleppung durch Kontamination der verwendeten Katheter führen können. Solche Pustelbildungen sind bei einer Rasur am Vortage durch Mikroverletzungen der Haut nicht selten.

Ebenfalls zur unmittelbaren Vorbereitung der Punktion gehören die Anamnese (Kontrastmittelunverträglichkeit!), die Erhebung und Dokumentation des Gefäßstatus an der unteren Extremität einschließlich der Blutdruckwerte an der A. dorsalis pedis und A. tibialis posterior beidseits sowie die Auskultation der Leistenregion (periphere arterielle Verschlußkrankheit). Aktuelle Werte des Hämoglobins, des Hämatokrits, der Gerinnung (Quickwert), des Kreatinins und der Elektrolyte sollten vorliegen. Bei elektiven Eingriffen mit Kontrastmittelapplikation ist zudem auf eine Schilddrüsendysfunktion und auf eine Paraproteinämie zu achten, um entsprechende Gegenmaßnahmen ergreifen zu können.

Nach Orientierung über die Vollständigkeit des benötigten Materials auf dem Arbeitstisch (Abb. 3.1) und der Hautdesinfektion werden die Punktionsstelle mit einem Schlitztuch, die übrigen Areale großflächig mit sterilen Tüchern abgedeckt.

Lokalanästhesie

Vor Punktion zur Lokalanästhesie wird die A. femoralis palpatorisch lokalisiert. Dabei kann gleichzeitig – mit dem Kleinfingerballen – die Spina iliaca anterior superior mitgetastet werden, um nicht durch eine bei einigen Patienten zu tief ausgebildete Leistenfalte während der Punktion irregeführt zu werden. Insbesondere bei adipösen Patienten, älteren Frauen und nach drastischer Gewichtsreduktion ist die Leistenfalte als anatomischer Orientierungspunkt oft ungeeignet. Die Punktionsstelle der Arterie liegt 1 bis 2 cm unterhalb des Leistenbands, jedoch oberhalb der Aufzweigung der A. femoralis in die A. femoralis superficialis und A. femoralis profunda. Die Punktionsstelle zur Lokalanästhesie liegt wiederum ½ bis 2 cm kaudal der Punktionsstelle der Arterie (Abb. 3.2). Nach Orientierung über den meist gut tastbaren Gefäßverlauf wird die Lokalanästhesie vorgenommen. Die verabreichte Menge hängt von verschiedenen Gesichtspunkten ab und ist dem Einzelfall anzupassen. Zudem ist sie *untersucherabhängig*. Wir verwenden je nach der Dicke des Unterhautfettgewebes, der Dicke der verwendeten Schleuse, der Anzahl der vorangehenden Punktionen, der Patientensensibilität in der Leistenregion und der Frage, ob *venös und arteriell* oder *nur arteriell* bzw. *nur venös* punktiert werden soll, 4–20 ml einer 2%igen Xylocainlösung. Das Anästhetikum wird dabei fächerförmig im Unterhautgewebe und im Bereich des Punktionskanals deponiert. Eine zu sparsame Anästhesie führt während der Punktion häufig neben Schmerzen zu unerwünschten vagalen Reaktionen. Ähnliche Reaktionen können bei Verwendung von Schleusen im übrigen auch bei der Schleusenentfernung auftreten. Eine

Punktionstechnik

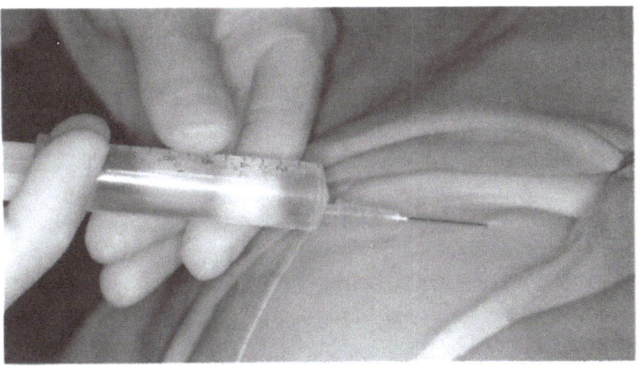

Abb. 3.2. Die Lokalanästhesie

primär ausreichende Anästhesie vermindert nach unserer Erfahrung diese nachteiligen Reaktionen. Eine zu ausgiebige Anästhesie kann die Anatomie der Leistenregion verwischen und bei lateraler Applikation zu einer passageren motorischen Lähmung des Beines führen. Es besteht zudem die Gefahr einer direkten Nervenpunktion, was häufig und durchaus über einen längeren Zeitraum – bis zu Monaten – Mißempfindungen an der Punktionsstelle hinterläßt. Solche Mißempfindungen treten insbesondere dann gehäuft auf, wenn bei der Anästhesie der Nervus femoralis getroffen wird, der lateral der Arterie durch die Lacuna musculorum zieht (s. Kap. 2). Ob eine große Menge an Lokalanästhetika auch eventuelle Rhythmusstörungen während der Untersuchung unterdrückt, darf bezweifelt werden. Eine orientierende Punktion des Gefäßes soll bei der Anästhesie unterbleiben, da sie später zu unnötigen Blutungen führen kann.

Nach Setzen der Lokalanästhesie bereiten wir die Schleuse vor (hierzu wird der Schleusenmandrin – in der Abb. 3.1 blau –, der gleichzeitig als Dilatator dient, in die Schleuse eingeführt), wobei darauf geachtet wird, daß sie nicht knickt. Gleichzeitig werden die Druckumwandler gespült und geeicht. Durch diese bewußte kurze Verzögerung der eigentlichen arteriellen Punktion wird eine bessere Analgesie angestrebt.

Punktion der Arterie

Vor der Punktion der Arterie ist der Stichkanal vorzubereiten. Mittels einer Stichlanzette oder eines Skalpells wird direkt an der Einstichstelle

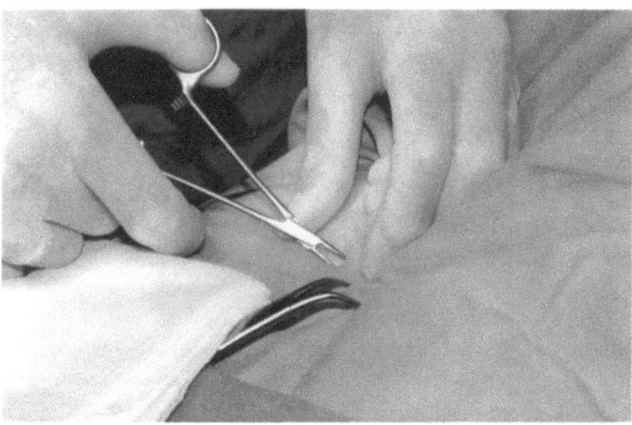

Abb. 3.3. Die stumpfe Präparation des Punktionskanals nach Inzision der Haut mit einem Skalpell

der Kanüle, mit der die Lokalanästhesie gesetzt wurde, die Haut eingeschnitten und mit einer Klemme (z.B. Moskitoklemme gebogen oder gerade) stumpf und 1–2 cm tief in Richtung der Arterie erweitert (Abb. 3.3). Dieser Punktionskanal sollte tief genug sein und den nachfolgend eingesetzten Kathetern keinen wesentlichen Widerstand bieten. Bei Verwendung der früher gebräuchlichen Punktionsnadeln mit Mandrin, meist stumpfe Flügelkanülen, war es üblich, die Nadel bis zum Beckenkamm vorzuschieben, dann den Mandrin zu entfernen und die Kanüle langsam zurückzuziehen, bis es zu einer spritzenden Blutung kam. Diese Methode ist mit einem Durchstechen der Arterienvorder- und -rückwand verbunden. Angesichts möglicher Blutungskomplikationen, insbesondere bei Patienten mit hämorrhagischer Diathese (Antikoagulation, Thrombolyse), ist sie mit einem erhöhten Risiko verbunden und muß als veraltet angesehen werden. Es ist bei Verwendung üblicher, scharfer Punktionsnadeln ohne Mandrin heute möglich, das Gefäß direkt zu punktieren, ohne es zu durchstechen und ohne daß ein Stanzeffekt an der Arterienwand zustande kommt. Zudem ermöglichen diese Nadeln das Einbringen von weiterem Lokalanästhetikum während des Punktionsvorgangs unmittelbar im Verlauf des Stichkanals und, wichtiger, direkt vor die Arterienwand, was eine wesentlich effektivere Analgesie ermöglicht. Wir verwenden handelsübliche, scharf geschliffene Punktionskanülen (18 Gauge ≈ 1,22 mm) mit einer aufgesetzten 10-ml-Plastikspritze, die mit 5 ml Lokalanästhetikum gefüllt ist. Dabei kann während des Punktionsvorgangs sowohl orientierend aspiriert als auch, ohne die Spritze abzusetzen, weiteres Analgetikum injiziert werden. Der Neigungswinkel der Punktionsnadel sollte weder zu steil noch zu flach gewählt werden und zwischen 45° und 60° liegen. Eine lange Untertunnelung der Haut mit zu flachem Neigungswinkel sollte insbesondere dann vermieden werden, wenn die Schleuse nicht vom Untersucher selbst entfernt wird. Es wird in solchen Fällen fast immer an der Einstichstelle der Haut und nicht an der Arterie, die weiter oberhalb liegt, gedrückt, was zur Ausbildung größerer Hämatome führt.

Einbringen der Schleuse

Nach Durchstechen der Arterienvorderwand wird die Spritze von der Kanüle abgenommen. Dabei ist peinlich darauf zu achten, daß sich die Kanüle nicht bewegt. Es sollte zu einer im Bogen pulssynchron spritzenden Blutung kommen. Nur bei spritzender Blutung darf man sich der korrekten Lage der Kanülenspitze sicher sein und den Führungsdraht ins Gefäß und bis in die Aorta descendens vorschieben (Abb. 3.4). Wir verwenden routinemäßig gebogene, 150 cm lange teflonbeschichtete Führungsdrähte, sogenannte J-Drähte, deren Spitze um 180° mit einem Durchmesser von 3 mm in sich gekrümmt ist (Drahtdicke: 0,89 mm = 0,035 in; 1 in = 25,4 mm). Wir halten bei Verwendung dieser Drähte eine dauernde Durchleuchtung beim Vorschieben des Drahtes bei ausreichender Erfahrung des Untersuchers für entbehrlich. Damit wird eine unnötige Strahlenbelastung für den Patienten, aber auch für den Untersucher selbst, vermieden. Allerdings muß beim geringsten Widerstand

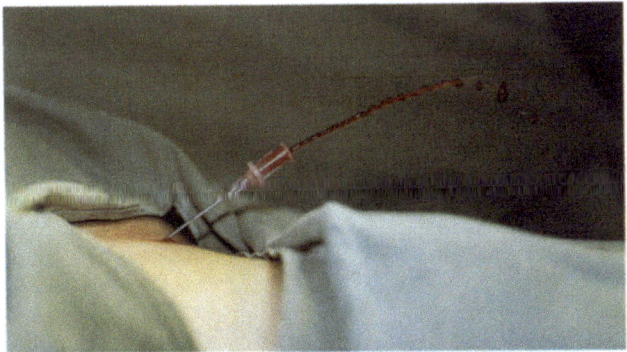

Abb. 3.4. Pulssynchron spritzende Blutung bei korrekter Lage der Punktionskanüle in der freien Gefäßlichtung

während des Vorschiebens eine Durchleuchtungskontrolle erfolgen, da sonst die Gefahr einer Dissektion oder gar Perforation auch mit diesen Drähten besteht. Es ist für den Anfänger ratsam, sehr zart und behutsam mit ihnen umzugehen. Nach Einführung des Führungsdrahts wird die Punktionskanüle zurückgezogen. Da dabei eine Blutung auftritt, ist die Punktionsstelle mit einem Tupfer oder einer Kompresse abzudichten. Anschließend wird die Schleuse eingeführt (Abb. 3.5). Die angebotenen Schleusen werden alle mit einem passenden Dilatator geliefert (vgl. Abb. 3.1 Mitte, links: blauer Gegenstand). Der Dilatator wird in die Schleuse (vgl. gleiche Abb.: weißer Gegenstand darunter) eingeführt und überragt die Schleusenspitze um mehrere Zentimeter. Er ist im Anfangsteil konisch geformt und dehnt so den Punktionskanal, insbesondere die Einstichstelle der Arterie, auf das erforderliche Lumen. Ohne Dilatator eingeführt, würde die Schleuse zu einer erheblichen Gefäßverletzung, zu einem Ausstanzen der Arterienvorderwand, führen. Durch Drehen der Schleuse kann die Passage des Dilatators durch die Gefäßwand erleichtert werden, wobei eine Rotation über 180° vermieden werden sollte, da es sonst zu einer Torquierierung des Gefäßes kommen kann; das gleiche gilt, wenn die eigentliche Schleuse, die einige Zentimeter hinter der Spitze des Dilatators beginnt, in das Gefäß eingeführt wird. Patienten geben bei dem Manöver meist einen unangenehmen Druck an, so daß man sie rechtzeitig auf diese Möglichkeit hinweisen sollte. Es ist wichtig, Schleusen vor dem Einbringen auf eventuelle Materialfehler zu überprüfen. Bereits bei minimalen Unebenheiten des Übergangs Dilatator/Schleuse sollten sie ausgetauscht werden, um unnötige Verletzungen der

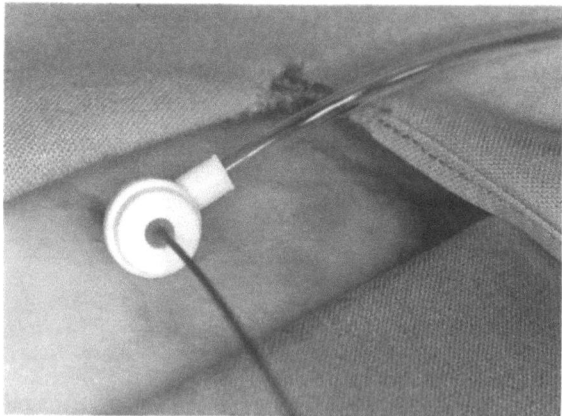

Abb. 3.5. Die arteriell eingeführte Schleuse (Firma CORDIS) mit liegendem Führungsdraht

Gefäßwand zu vermeiden. Die handelsüblichen Schleusen bieten die Möglichkeit, über einen Sideport – einen senkrecht zur Schleuse angebrachten Schauch – eine Spülung anzuschließen. Es ist vor der Entfernung des Dilatators (siehe unten) darauf zu achten, daß der Hahn an diesem Schlauch geschlossen ist, da ansonsten heftige Blutungen nach Zurückziehen des Dilatators die Folge sind. Wir schließen grundsätzlich keine Spülung am Sideport an, da diese Spülungen keine Gewähr für Thrombenfreiheit der Schleuse bieten. Man sollte allerdings nach Entfernung des Dilatators auf *pulssynchrone* Bewegungen der Blutsäule in dem Sideport achten, was eine korrekte intraluminale Lage signalisiert und die Untersuchung dann zügig fortsetzen, um das Risiko einer Thrombenbildung in der Schleuse auf ein Minimum zu beschränken. Wird auf die Verwendung einer Schleuse verzichtet, so ist der Punktionskanal vor Einführung der Katheter in der gleichen Art, wie oben für die Schleuseneinführung beschrieben, allerdings lediglich mit dem Dilatator vorzubereiten.

Einführen der Katheter

Die Originalmethode nach Judkins verwendet drei unterschiedliche Katheter und ist gekennzeichnet durch zwei Katheterwechsel. Sie beginnt in der Regel mit der Einführung des zur Ventrikulographie benötigten Pigtail-Katheters. Nach dem Entfernen des Dilatators (über den liegenden Draht) wird der Pigtail-Katheter über den langen Führungsdraht bis in die Aorta descendens vorgeschoben. Dann wird der Führungsdraht entfernt, Blut aspiriert und der Katheter mit einem Kochsalz-Heparin-Gemisch gespült. Der Katheter wird dann an das Manometer angeschlossen, nach Orientierung über den Druck erfolgt in unserem Labor die intraarterielle Gabe von 300 IE Heparin/kg KG. Bei einem routinemäßigen Eingriff und einem erfahrenen Untersucher ist bis zu diesem Zeitpunkt eine Durchleuchtung nicht erforderlich. In der Regel beträgt die Zeitdauer vom Stich zur Lokalanästhesie bis zu dem Zeitpunkt, an dem die eigentliche Untersuchung beginnt, zwischen 3 und 5 min. Es erscheint uns nicht zweckmäßig, diese Zeit noch weiter zu verkürzen; vermeidbare Fehler in dieser Phase, oft nur aus Hast und Eile, können zu bedauerlichen und ernstzunehmenden Komplikationen Anlaß geben.

Literatur

1. Field J, McIvor I, Greenhalgh RM (1987) Transaxillary angiography: An acceptable approach when perfemoral angiography is not acceptable. Eur J Vasc Surg 1:193–195
2. Haut G, Amplatz K (1968) Complication rates of transfemoral and transaortic catheterisation. Surgery 63:594–596
3. Ilia R, Kimbiris D, Hakki AH, Edlin D, Iskandrian AS, Bemis CE, Mintz GS, Segal BL (1985) Percutaneous left heart catheterization and coronary arteriography with and without an arterial sheath in patients without peripheral vascular disease. Cathet Cardiovasc Diagn 11(5):463–466
4. Johnson LW, Lozner EC, Johnson S, Krone R, Pichard AD, Vetrovec GW, Noto TJ, Registry Committee of the Society for Cardiac Angiography (1989) Complications of cardiac catheterization: Coronary arteriography 1984–1987: A report of the Society for Cardiac Angiography and Interventions. I. Results and complications. Cathet Cardiovasc Diagn 17:5–10
5. Judkins MP (1967) Selective coronary arteriography. Part I: A percutaneous transfemoral technic. Radiology 89:815–824
6. Maouad J, Hebert JL, Fernandez F, Gay J (1985) Percutaneous brachial approach using the femoral artery sheath for left heart catheterization and selective coronary angiography. Cathet Cardiovasc Diagn 11(5):539–546
7. Sones FM, Shirey EK (1962) Cine coronary arteriography. Mod Concepts Cardiovasc Dis 31:735–738
8. Vaghei R, Terrell EB, Kunyosying U (1989) Brachial artery catheterization via cutdown and a direct needle puncture. Department of Thoracic-Vascular Surgery and Radiology, Veterans Administration Medical Center, Martinsburg, West Virginia. Angiology 40(3):186–189

4 Punktionshindernisse

C. ÖZBEK

Einführung

Die Punktion der A. femoralis und das Einführen einer arteriellen Schleuse wurde in Einzelheiten im vorangehenden Kapitel dargestellt. Bei der praktischen Durchführung muß sich der Untersucher auf eine Reihe von möglichen Hindernissen einstellen, die auch von Erfahrenen nicht immer überwunden werden. So nötigen die Umstände gelegentlich zu einem Wechsel auf die kontralaterale Seite (in ca. 0,5% der versuchten Punktionen in unserem Patientenkollektiv), seltener auf die A. brachialis nach Sones (in 0,2% der Fälle mit geplantem Zugang über die Femoralarterie).

Einige der Hindernisse sind relativ häufig und typisch und stellen besonders den neu in die Materie Einsteigenden vor größere Probleme. Abgesehen von vooperierten Gefäßen sind hier der *adipöse Patient* und die *periphere arterielle Verschlußkrankheit* zu nennen. Die Hindernisse lassen sich nach unterschiedlichen Gesichtspunkten einteilen. Sie können temporärer oder permanenter Natur sein, eine relative oder absolute Behinderung darstellen, bereits vor Beginn der Untersuchung bekannt sein oder erst während der Untersuchung erkannt werden. Die Behinderung kann von den Gefäßen ausgehen oder extravasal liegen (vgl. Tabelle 4.1). Eine temporäre, extravasale und relative Behinderung stellen zum Beispiel große Hämatome aufgrund vorangehender Punktionen dar, während der Verschluß des Gefäßes eine permanente, absolute und vaskuläre Behinderung darstellt. Eine ausgedehnte Brandverletzung der Haut im Bereich der Punktionsstelle ist zwar eine permanente, aber nur relative Behinderung, während eine Infektion als temporäres und absolutes Hindernis zu werten ist. Durch eine gezielte Voruntersuchung können vorhersehbare Hürden entdeckt und die Untersuchung entsprechend geplant werden. Es bedeutet nicht nur eine unnötige Zeitverschwendung mit Vergeudung der limitierten Kapazitäten, sondern auch den ersten Schritt zu einem komplizierten Untersuchungsablauf, wenn

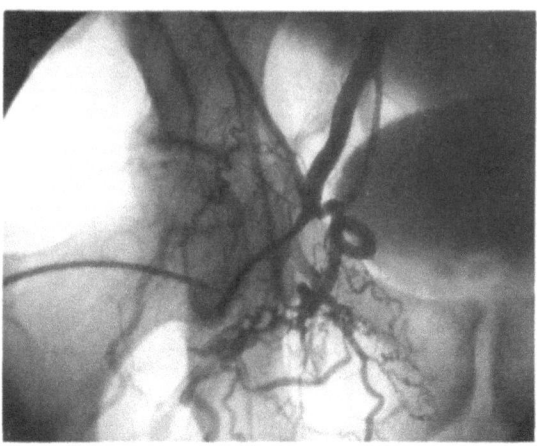

Abb. 4.1. Kompletter Abbruch der A. femoralis rechts unmittelbar unterhalb des Leistenbands bei einem beschwerdefreien Patienten. Der Befund war bei der Überweisung zur Untersuchung nicht beschrieben. Injektion des Kontrastmittels über den Sideport der eingebrachten arteriellen Schleuse

Tabelle 4.1. Systemische Klassifizierung der Hindernisse beim arteriellen Zugang durch die A. femoralis

Zeitlich	temporär
	permanent
Örtlich	extravasal
	vaskulär
Schweregrad	relativ
	absolut
Charakter	voraussehbar
	unvorhergesehen

erst auf dem Untersuchungstisch festgestellt wird, daß die Punktion der A. femoralis rechts wie links nicht möglich ist, da beide Gefäße nicht palpabel sind und der Zugang über den Arm gewählt werden muß, ganz zu schweigen von der unnötigen zusätzlichen Patientenbelastung (Abb. 4.1).

Hindernisse

Adipöse Patienten

Durch die Zunahme der interventionellen Methoden und der aggressiveren Therapien bei verbesserten Techniken ist auch die Zahl der adipösen Patienten, die zu einer angiologischen Diagnostik überwiesen werden, deutlich gestiegen. Während man z.B. in älteren Arztberichten durchaus über die Ablehnung zur Koronarangiographie wegen fehlender Konsequenzen bei Patienten mit mehr als 30% Übergewicht nachlesen kann, ist angesichts der hier heute möglichen PTCA ein solches Vorgehen gegenwärtig nicht mehr denkbar. Zudem ist inzwischen gesichert, daß die Operationsletalität dieser Patienten nicht höher ist als die eines Normalgewichtigen. Bei adipösen Patienten kann bereits die Palpation des Gefäßes erschwert sein. Die Anästhesie erfordert wegen der größeren Fettschicht eine höhere Dosis. Der Punktionsweg ist länger und bedarf besonderer Zielsicherheit; Mehrfachpunktionen sind nicht selten und führen leicht zu unbemerkten Blutungen im subkutanen Fettgewebe. Gelegentlich reicht die Länge einer normalen Punktionskanüle nicht aus und es muß hoch, d.h. unmittelbar unterhalb des Leistenbands und relativ steil punktiert werden, was wiederum beim Einführen des Drahtes Probleme bereiten kann. Durch den längeren extravasalen Weg werden Schleusen häufiger geknickt oder in ihrem Anfangsteil beschädigt, was die Möglichkeit der Gefäßverletzung erhöht. Auch das Abdrücken des Gefäßes gestaltet sich häufiger problematisch. Binden verrutschen leichter und schnüren häufiger ein, was den venösen Abstrom gefährdet und zu Thrombosen führen kann. Adipöse Patienten haben häufig größere Hämatome in der Subkutis, falls es zu Einblutungen kommt. Insgesamt bedürfen diese Patienten ab der Punktion bis zum Aufstehen am Folgetag also besonderer Aufmerksamkeit.

Periphere arterielle Verschlußkrankheit

Bei Patienten, die einer arteriellen Gefäßuntersuchung unterzogen werden, ist die periphere arterielle Verschlußkrankheit (pAVK) eine häufige Grunderkrankung. Wird die Untersuchung nicht sogar ausschließlich *wegen* der pAVK durchgeführt, so ist auch bei der koronaren Herzkrankheit (KHK) und bei der zerebralen Durchblutungsstörung (CDS) mit überzufälliger Häufigkeit eine gleichzeitige pAVK zu erwarten.

Lokale Veränderungen der Gefäßwand

Bei Verkalkungen der Gefäßwandung im Bereich der Punktionsstelle besteht die Gefahr, daß auch bei sachgerechter Punktion eine Dissektion des Gefäßes auftritt. Durch den eingedrückten Kalkplaque kann ein kompletter Verschluß der A. femoralis eintreten. Verkalkte Gefäßabschnitte heilen zudem verzögert ab; die Punktionsstanze am Gefäß ist bei Operationen bis zu mehreren Tagen nach der Punktion oft unverändert nachweisbar. Ist durch Palpation eine erhebliche Verkalkung festzustellen, sollte daher die Möglichkeit der kontralateralen Punktion bedacht werden. Ist die Seitenwahl nicht beliebig, so empfiehlt sich die Verwendung von dünnen Schleusen (6 Charr und 5 Charr; s. Kap. 3, S. 26), wobei mit abnehmendem Katheterlumen häufig leider auch die Qualität der angiographischen Darstellungen, so z.B. bei adipösen Patienten oder hohem Koronarflow, abnimmt.

Bei Patienten mit einem Diabetes mellitus wird die Punktion durch eine nicht selten erhebliche Mediaverdickung erschwert. Man kann während des Durchtritts der Kanüle die Dicke der Arterienwand erahnen. Der sonst kräftige, pulssynchrone Blutstrahl ist abgeschwächt, die Hohlnadel muß exakt festgehalten werden, da die Gefäßlichtung nicht selten auf einige Millimeter verengt ist.

Verschlüsse der proximalen Arterien

Bei guter Kollateralisierung von proximalen Gefäßverschlüssen kann durchaus ein Puls in der Leistenregion – ein Kollateralenpuls – palpiert werden. Wird ein solches Gefäß, irregeführt durch den tastbaren Puls, punktiert, was fast immer gelingt, so stößt man mit dem Führungsdraht an der Verschlußstelle auf Widerstand. Ist der Verschluß weit genug von der Punktionsstelle entfernt, d.h. weit genug proximal lokalisiert, kann eine dünne Schleuse (z.B. 5 F) eingeführt werden, wobei der Draht in Höhe des Verschlusses belassen wird. Nach Zurückziehen des Schleusendilatators kann über den Sideport Kontrastmittel injiziert und der Befund z.B. für spätere Interventionen (z. B. PTA) dokumentiert werden. Insbesondere werden durch dieses Vorgehen tatsächliche komplette Verschlüsse von Stenosen bzw. extremen Knickbildungen im Gefäß differenziert (Abb. 4.2). Letztere lassen sich in der Regel passieren (vgl. S. 43 ff.). Ist der „Verschluß" weit distal, unmittelbar hinter der Punktionsstelle lokalisiert, so ist zunächst Vorsicht geboten. Häufig handelt es sich in solchen Fällen um eine als Verschluß gedeutete *Dissektion*. In keinem Fall darf versucht werden, den Draht mit Gewalt vorzuschieben.

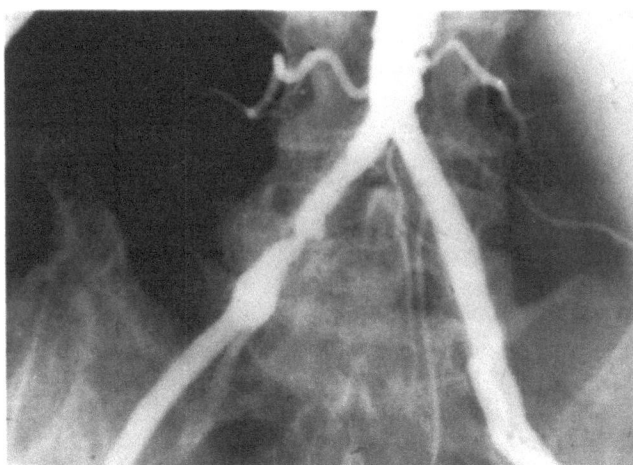

Abb. 4.2. Bei Verwendung eines J-Drahtes als „Verschluß" imponierende hochgradige Einengung der distalen A. iliaca communis rechts. Die Stenose wurde nach Kontrastmittelinjektion über die eingebrachte arterielle Schleuse als solche identifiziert und danach mühelos passiert

Wird der J-Draht unter Durchleuchtung etwas zurückgezogen, so erkennt man bei Dissektionen, daß sich das Drahtende durch seine intramurale Lage am gekrümmten Anteil aufrichtet (Abb. 4.3 a–c). In einem solchen Fall sollte der Draht vollständig zurückgezogen und (wie vor dem Einführen des Führungsdrahts geschehen!) auf die pulssynchrone Blutung aus der Punktionsnadel geachtet werden. Bleibt die pulssynchrone Blutung aus, was bei Dissektionen sehr häufig – aber nicht immer! – der Fall ist, oder ist sie wesentlich abgeschwächt, so ist davon auszugehen, daß beim Einführen des Drahtes die Nadel nicht stabil genug gehalten wurde und die Nadelspitze intramural verrutscht ist. Ohne hastige und ausgiebige Bewegungen kann jetzt vorsichtig versucht werden, das Gefäßlumen erneut aufzusuchen. Anfänger sollten dem Vorgehen eines erfahrenen Kollegen einige Male zugesehen haben, bevor sie es nachmachen! Meist ist eine Korrektur in zwei Dimensionen vorzunehmen: Entweder muß die Nadel gering vorgeschoben oder sie muß zurückgezogen werden, wobei sie gleichzeitig entweder mehr medial oder mehr lateral zu plazieren ist. Letzteres läßt sich nicht selten durch ein bloßes Drehen bei schräg geschliffenen Kanülen erreichen. Wenn man sich der Tatsache bewußt ist, daß gerade eine Dissektion der Gefäßwand verursacht wurde, so ist auch offenkundig, daß der Bewegungsspielraum der Kanülenspitze bei diesem Manöver maximal nur der

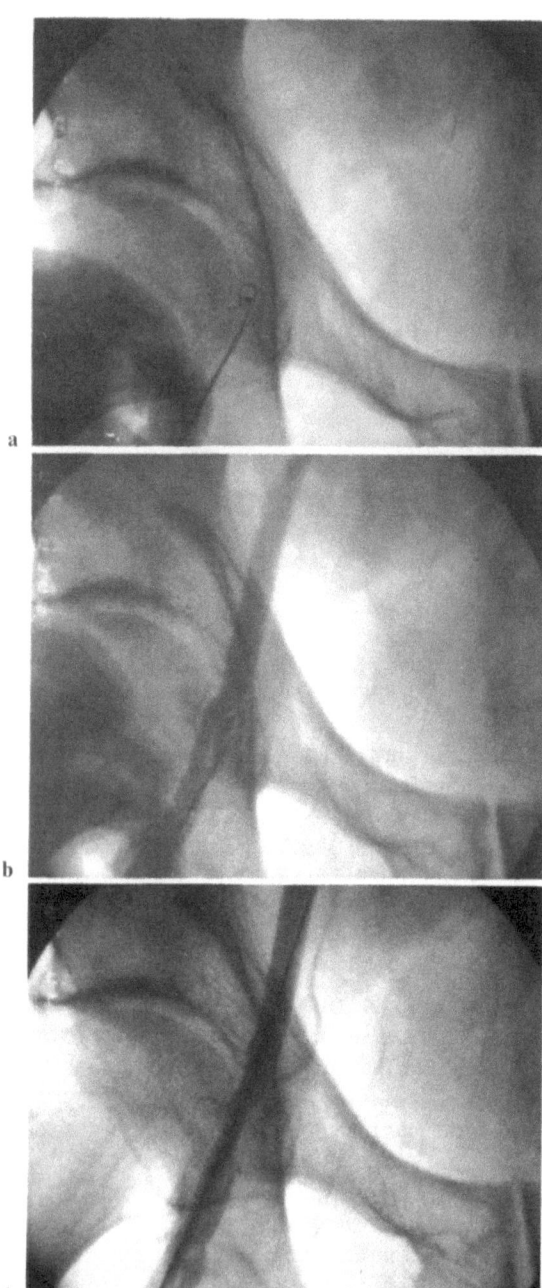

Dicke der Gefäßwand entsprechen darf. Wird nach dem Entfernen des J-Drahtes eine nicht abgeschwächte pulssynchrone Blutung aus der Punktionsnadel beobachtet, so kann man davon ausgehen, daß die *Kanülenspitze noch intravasal* liegt und daß eine Dissektion des Gefäßes durch den *Draht* verursacht wurde. Bei stabiler Fixierung der Hohlnadel kann man zunächst mit geringem Druck etwas Kontrastmittel injizieren und sich über den Gefäßbefund orientieren. Meist liegt dem Phänomen eine *Stenose unmittelbar oberhalb* der Punktionsstelle zugrunde, wobei der Führungsdraht am ehesten in diesem Bereich in die Gefäßwand eingeschoben wurde. Je nach Befund der Angiographie und in Kenntnis des wahren Lumens kann versucht werden, die Stenose erneut mit dem Führungsdraht zu passieren (vgl. auch S. 43). Wenn beim Zurückziehen des J-Drahtes die Spitzenkrümmung erhalten bleibt und sich nicht aufrichtet, wie oben beschrieben, so liegt sie mit größter Wahrscheinlichkeit intravasal und es handelt sich tatsächlich um ein vaskuläres Hindernis (Verschluß, Stenose oder extreme Knickbildung des Gefäßes). Um sicher zu sein, daß der Draht intravasal liegt, kann man auch den J-Draht um die Achse drehen, was widerstandslos gelingen sollte.

Ist eine Dissektion ausgeschlossen, gibt es zwei Möglichkeiten: entweder führt man eine dünne Schleuse oder einen dünnen Gefäßdilatator wenige cm in das Gefäßlumen ein und dokumentiert den Befund, wie oben beschrieben, oder man zieht den Draht zurück und injiziert über die Punktionskanüle Kontrastmittel. Dabei ist die Kanüle sehr sorgfältig zu fixieren, da sonst beim Aufsetzen der Kontrastmittelspritze die Gefahr des Durchstechens der Arterienwand besteht. Rutscht die Nadel in die gegenüberliegende Gefäßwand, ohne durchzutreten, kann durch die anschließende Injektion eine Dissektion erzeugt werden. Bei einem unmittelbar proximal davon gelegenen Verschluß ist eine solche Dissektion nicht von wesentlicher Bedeutung, um so mehr jedoch dann, wenn es sich um eine Stenose handelt. In solchen Fällen kann die Dissektion zu einem Gefäßverschluß mit allen Folgen führen. Ist der Verschluß auf der einen Seite diagnostiziert, vergewissere man sich vor der Punktion der gegenüberliegenden Seite, daß dort nicht ebenfalls ein Verschluß mit einem Kollateralenpuls vorliegt.

Abb. 4.3 a–c. „Verschluß" unmittelbar hinter der Punktionsnadel, weit distal im Gefäß. **a** Geschlängelt und aufgeknäuelt intramural liegender Führungsdraht. **b** nach Rückzug des Führungsdrahts Kontrastmittelinjektion durch die Punktionsnadel bei intramuraler Nadelspitze. **c** Gefäßdarstellung durch Injektion über den Sideport der nach Korrektur der Kanüle eingebrachten arteriellen Schleuse. Die Dissektionsstelle ist als laterale Impression ohne Kontrastmittelaustritt gut erkennbar. Komplikationsloser klinischer Verlauf über 6 Monate

▷ Hilfreich ist hierbei ein Vergleich des Blutdrucks zwischen oberer und unterer Extremität.

Komplette, klinisch unbekannte Verschlüsse erleben wir in ca. 0,3% der Fälle. In den Abb. 4.4a, b ist ein Leriche-Syndrom eines 40jährigen Patienten ohne augenfällige klinische Symptomatik mit gut tastbaren Leistenpulsen abgebildet. Mit zunehmender Erfahrung gelingt es, den Kollateralenpuls vom Gefäßpuls zu unterscheiden.

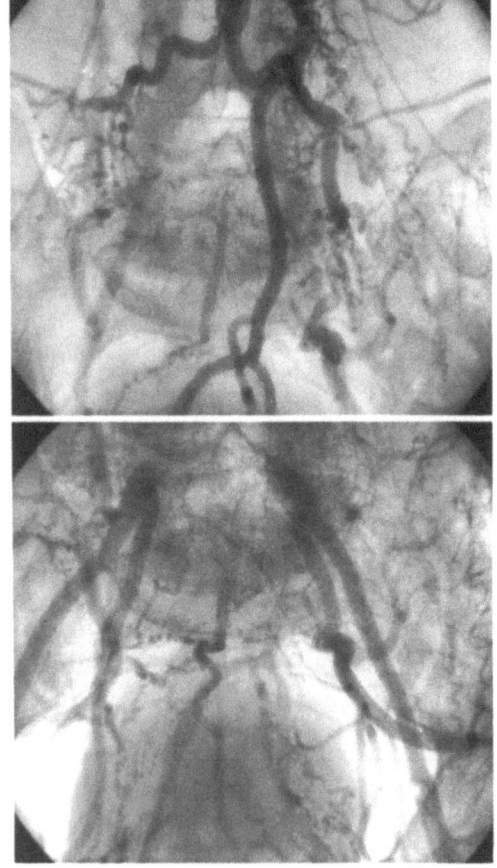

Abb. 4.4a, b. Kompletter Verschluß der distalen Aorta abdominalis mit sehr ausgeprägter Kollateralenbildung bei einem asymptomatischen Patienten. Bei Überweisung zur Untersuchung war der Befund nicht bekannt

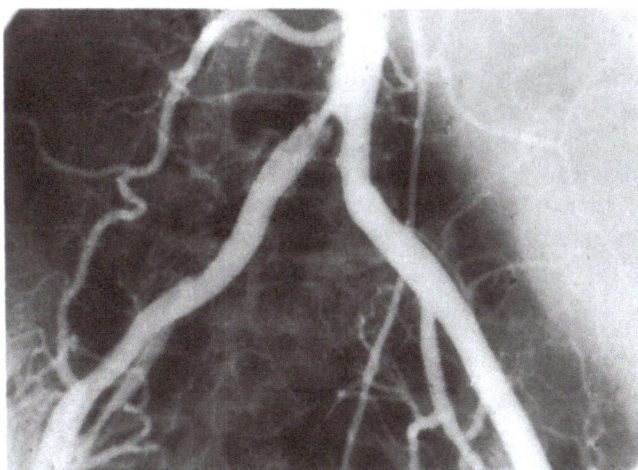

Abb. 4.5. Hochgradige Stenose der A. iliaca rechts unmittelbar nach Abgang aus der Aorta abdominalis. Die Stenose wurde mit einem geraden Draht in Kombination mit einem rechten Koronarkatheter passiert. Man beachte die unterschiedliche Kontrastmitteldensität der beiden Iliakalgefäße

Stenosen und Knickbildungen

Tritt beim Vorschieben des Führungsdrahts ein Widerstand auf, so ist zunächst nicht unmittelbar zu erkennen, ob es sich um einen Verschluß, eine Stenose oder eine erhebliche Knickbildung des Gefäßes handelt. Zudem ist stets an die Möglichkeit einer Dissektion durch den Draht zu denken. Der Mechanismus der Dissektion wurde oben erläutert. Das Vorgehen ist daher genau das gleiche wie oben. Stellt man bei der Kontrastmittelinjektion aber fest, daß es sich um keinen Verschluß, sondern um eine Stenose oder eine Knickbildung handelt, lassen sich diese fast immer passieren (Abb. 4.5). Wir verwenden hierzu den rechten Koronarkatheter mit dem beschriebenen J-Draht oder bei sehr engen Stenosen einen geraden Draht mit weicher Spitze, wobei letztere gegebenenfalls etwas vorgebogen werden kann. Da sich die allgemein gebräuchlichen Führungsdrähte nicht exakt steuern lassen, ist zur Verbesserung der Drehstabilität der vorne etwas vorgebogene Koronarkatheter für die Schienung und Richtungsgebung des Drahtes erforderlich. Das Vorgehen mit diesem System ähnelt der retrograden Passage der Aortenklappenstenosen durch kombinierte Verwendung eines Pigtail-Katheters mit einem geraden Führungsdraht. Jedenfalls wird eine schnappende Rotation vermieden. Es sind zwischenzeitlich auch drehstabile Führungsdrähte zu einem vergleichbaren Preis auf dem Markt erhältlich.

Ist eine Stenose mit dem Draht einmal überwunden, so läßt sich der Katheter in aller Regel an der Stenose vorbeischieben. Dabei wird der Katheter vorgeschoben und gleichzeitig der Draht zurückgezogen, was das Manöver erleichtert. Für eventuell erforderliche weitere Katheterwechsel sollten längere Führungsdrähte benutzt werden, damit nicht bei jedem Katheterwechsel die Stenose erneut passiert werden muß.

Schlängelung der Beckengefäße, Aneurysmen

Neben Verschlüssen, Stenosen und Knickbildungen kann auch die extreme Schlingenbildung ohne eigentliche Verengung des Gefäßlumens im Bereich der Beckengefäße durch Reibungsverluste zu einem Hindernis werden. Stets sollten Verschlüsse, Stenosen und Dissektionen angiographisch ausgeschlossen werden. Bei erheblich elongierten Beckengefäßen kann es vorkommen, daß die Standardlängen, beispielsweise der Koronarkatheter, für die Untersuchung nicht ausreichen. Falls man nicht auf spezielle längere Katheter ausweichen möchte oder aber solche nicht zur Verfügung stehen, ist es möglich, durch Verwendung von längeren Schleusen und Versteifung des Katheters mittels Führungsdraht die Schlingenbildung etwas aufzurichten, was durch Raffung zu einer Verkürzung der Gesamtlänge des Gefäßes führt. Eine extreme Schlingenbildung vermindert die Drehbarkeit der Katheter, so daß bei ungünstigen Koronarabgängen, Bypasses oder dem Aufsuchen supraaortaler Äste Schwierigkeiten auftreten und die Durchleuchtungszeiten sich erheblich verlängern können.

Bei sackförmigen Aneurysmen, insbesondere im Bereich der distalen Aorta, besteht die Gefahr der Dissektion oder Perforation. Lediglich ein behutsames Vor- und Vorbeischieben des Führungsdrahts verhindert diese Gefahr, wobei auch hier lange Führungsdrähte für das Wechseln der Katheter die Untersuchung erheblich erleichtern.

5 Punktion voroperierter Gefäße

J. DYCKMANS

Nicht selten wird man bei der Notwendigkeit der Herzkatheterisierung oder radiologischer Diagnostik über die A. femoralis eine Operationsnarbe in der Regio inguinalis finden. Da sich bei den Patienten mit generalisiertem Gefäßleiden die Arteriosklerose häufig zuerst im Bereich der Becken- und Beinarterien manifestiert, handelt es sich oft um eine Voroperation der Oberschenkel- oder Beckengefäße. Die OP-Narbe nach Herniotomie liegt meist oberhalb der Inguinalfalte und erschwert die Gefäßpunktion in der Regio inguinalis nicht. Brandverletzungen im Punktionsbereich sollten jedoch wegen der erhöhten Infektionsgefahr als relative Kontraindikation gewertet werden. Alternativ verfügbar bleibt in der Regel der Weg über die A. brachialis, jedoch bevorzugen wir in der Regel den transfemoralen Zugang – vor allem im Hinblick auf eine eventuell erforderliche PTCA. Dabei ist zu berücksichtigen, daß auch Gefäßprothesen sicher punktiert werden können. Der OP-Bericht kann ausführlich über die Anatomie informieren, erleichtert das Vorgehen erheblich und sollte regelmäßig verfügbar sein. Der Patient kann selten Auskunft über Voroperationen geben, weiß jedoch meist, ob eine Gefäßprothese implantiert wurde.

Die Lokalisation der OP-Narben gibt ebenfalls Hinweise auf den durchgeführten Eingriff. Liegt die Narbe im Trigonum femorale, ist eine Arteriotomie mit einfachem Nahtverschluß anzunehmen oder das Gefäß wurde durch einen Patch erweitert. Besteht eine Leisten- und Unterbauchnarbe, wurde der Patient wahrscheinlich mit einer aortofemoralen Prothese (End-zu-Seit-Anastomose zwischen Graft und A. femoralis) versorgt. Findet sich nur eine Unterbauchnarbe, so handelt es sich entweder um einen Aorto-iliaca-externa- oder einen Aorto-iliaca-communis-Bypass. Im ersten Fall wird wohl auch peripher eine End-zu-Seit-Anastomose vorliegen, im zweiten Fall eher eine End-zu-End-Anastomose. Bei allen genannten Voroperationen können die Punktion des Gefäßes und die Katheteruntersuchung sicher und ohne erhöhte Komplikationsrate durchgeführt werden [1, 2]. Allerdings sind einige Besonderheiten zu beachten. Möglichst vermieden werden sollte die Punktion einer frisch implantierten und in den ersten 4 Wochen postoperativ noch nicht vollständig endothelialisierten Prothese.

Die Lokalanästhesie erfolgt an üblicher Stelle in der Regio subinguinalis. Die Inzision sollte entweder unterhalb des Leistenbands lateral der Hautnarbe durchgeführt werden oder bei Punktion in Höhe des Leistenbands bzw. oberhalb davon, medial der Narbe. Die Narbengebiete lassen sich nicht gut infiltrieren, so daß man sorgfältig vorgehen muß, um das Lokalanästhetikum ausreichend zu verteilen. Der Stichkanal muß tief mit einer Klemme aufgedehnt werden. Bei der Punktion ist darauf zu achten, daß das Gefäß nicht durchstochen wird. Bei einem Nativgefäß kann das leicht geschehen, wenn man nach Passage einer derben Narbenplatte mit unverändertem Druck durch die Vorder- und Hinterwand der stark komprimierten Arterie gleitet, ohne freies Lumen zu erreichen. Nur bei „druckkontrollierter" Punktion kann sich das Arterienlumen entfalten, so daß nach dem Durchstechen der Arterienvorderwand pulssynchron Blut aus der Hohlnadel strömt.

Bei Punktion der aus relativ steifem Material hergestellten Prothesen, die der Nadel deutlich mehr Widerstand entgegensetzen, kommt es trotz des erhöhten Druckes nicht zu einem „Gefäßkollaps". So ist zwar die Gefahr des Durchstechens geringer, jedoch durch die mögliche Punktion des dahinterliegenden Nativgefäßes auch mit deutlich erhöhtem Risiko verbunden. In das Nativgefäß kann man versehentlich auch gelangen, wenn man medial an der Prothese vorbeipunktiert. In beiden Fällen erreicht man ein freies Lumen zur Bauchaorta nicht. Unabhängig davon, ob man ein Nativgefäß oder einen Graft kanülieren will, wird man beim Vorschieben der Schleuse auf einen erheblichen Widerstand stoßen. Um die Schleuse nicht zu beschädigen, sollte man zunächst mit einem Dilatator den Stichkanal vordehnen, was bei der Punktion einer Prothese unbedingt erforderlich ist. Man sollte dabei mit einem 5-Charr-Dilatator beginnen, um dann den Stichkanal stufenweise zu erweitern, bis 1 Charr über die verwendete Schleuse hinaus. Es ist dabei streng darauf zu achten, daß der Führungsdraht stets leicht durch den Dilatator vor dem Eintritt in das Gefäß im spitzen Winkel abgeknickt werden kann. Die Schleuse wird dann mit dem Risiko von Gefäßverletzungen am Gefäß vorbeigelenkt. Nach dem Vorschieben der Schleuse in die Gefäßprothese ergeben sich für den weiteren Verlauf der Untersuchung keine Besonderheiten. Die Schleuse darf auf keinen Fall ohne Versteifung durch den Mandrin aus der Prothese entfernt werden, da die Hülse an der scharfen Kante der Prothese knicken oder abreißen und zum Teil im Gefäß verbleiben kann. Bei den Patienten mit Prothese und Unterbauchnarbe kann die Punktion problemlos wie üblich durchgeführt werden. Entweder handelt es sich am peripheren Prothesenende um eine

End-zu-End-Anastomose, die ein problemloses Vorschieben des Führungsdrahts und des Katheters gestattet, oder es liegt eine End-zu-Seit-Anastomose – meist zur A. iliaca externa – vor, bei der darauf geachtet werden muß, daß der Katheter beim Vorschieben an dem blinden Gefäßstumpf vorbeimanövriert wird. Gelegentlich ist der Winkel an der Einmündungsstelle so spitz, daß man, um den Draht in die richtige Richtung zu lenken, einen Katheter mit abgewinkelter Spitze benötigt. Meist eignet sich dazu der rechtskoronare Judkins-Katheter.

Man sollte also bei Katheterisierung voroperierter Gefäße berücksichtigen, daß das Einbringen der Schleuse mit erheblichem Kraftaufwand verbunden sein kann, der jedoch behutsam dosiert werden muß. Stufenweises Vordilatieren des Gefäßes ist bei Kunststoffprothesen unbedingt notwendig. Beim Vorliegen von End-zu-Seit-Anastomosen erfordert die Kanülierung des distalen Prothesenendes gelegentlich besondere Aufmerksamkeit.

Literatur

1. Schatzki SC (1983) Catheter angiography through prosthetic vascular grafts using a Teflon sheath. Radiology 148(2):565
2. Smith DC, Willis WH Jr (1988) Transfemoral coronary arteriography via a prosthetic aortic bifurcation graft. Loma Linda University Medical Center, CA 92354. Cathet Cardiovasc Diagn 14(2):121–125

# 6 Spätfolgen nach Mehrfachpunktion der A. femoralis im Rahmen wiederholter Herzkatheteruntersuchungen und/oder PTCA

R. BACH, G. BERG, R. HARTENSTEIN, F. JUNG, J. DYCKMANS,
C. ÖZBEK, H. KIESEWETTER, H. SCHIEFFER

Einleitung

Die Weiterentwicklung invasiver Techniken in der Kardiologie hat in den vergangenen Jahren zu einer grundlegenden Änderung des Therapiekonzepts der KHK geführt.
  Mit einer seit 1977 durch zunehmende Verbreitung und Routine verbesserten perkutanen transluminalen Koronarangioplastie steht eine effektive Interventionsmöglichkeit bei selektierten Patienten mit koronarer Herzkrankheit zur Verfügung, die sich neben der Bypass-Chirurgie etabliert hat. Als Folge dieser Entwicklung steigt die Zahl invasiver diagnostischer und therapeutischer Eingriffe in den kardiologischen Zentren schon seit Jahren an. Dabei bedingt die Restenoserate nach PTCA von 20–40% innerhalb der ersten 6 Monate nach dem Eingriff relativ häufig Mehrfachinterventionen, so daß bei einzelnen Patienten wiederholte Dilatationen und Koronarangiographien erforderlich werden.
  Bei der Kathetertechnik nach Judkins werden dabei Gefäßschleusen bis 9 Charr (= 3 mm im Durchmesser) verwendet (heute überwiegend 8-Charr-Schleusen). Die Palpation der Arteria femoralis ergibt nach Mehrfachpunktion gelegentlich eine derbe Induration des Gefäßstrangs, die eine erneute Gefäßpunktion und das Einführen der Gefäßschleuse erheblich erschweren kann.
  Die beschriebenen Veränderungen ließen das Auftreten von Spätschäden befürchten, insbesondere erschienen Gefäßstenosierungen durch lokale Thrombenbildungen oder überschießende reparative Prozesse denkbar. Gefäßwandaneurysmen und arteriovenöse Fisteln wurden bereits nach einmaliger Punktion beschrieben [4, 13].
  Ziel war es daher, Koronarpatienten mit und ohne arterielle Verschlußkrankheit (pAVK) nach Mehrfachpunktion der A. femoralis klinisch und duplexsonographisch nachzuuntersuchen, um die punktionsbedingten Beschwerden sowie Gefäßveränderungen im Punktionsbe-

reich und deren hämodynamische Relevanz zu erfassen. Die Kenntnis der Folgen wiederholter Katheterdiagnostik oder -intervention sowie die richtige Einordnung der palpatorisch faßbaren Veränderungen im Punktionsbereich schafften eine bessere Grundlage für die Beratung und Behandlung von Gefäßpatienten, die mehrfach einer invasiven Diagnostik oder Therapie bedürfen.

Methodik

Patientengut

Aus den konsekutiven Daten des Herzkatherlabors wurden im Januar 1988 rechnergestützt 96 Patienten ermittelt, bei denen 3 oder mehr zeitlich voneinander getrennte Herzkatheteruntersuchungen mit mindestens einer PTCA durchgeführt worden waren.

Die Patienten wurden mit einem Rundschreiben über das Ziel der Studie informiert und zur Teilnahme an einer ambulanten Untersuchung gebeten. Von den 96 angeschriebenen Patienten nahmen 63 (65,6%) den vorgeschlagenen Untersuchungstermin war. Drei Patienten (3,1%) waren zwischenzeitlich verstorben, 14 Patienten (14,6%) konnten aus organisatorischen Gründen nicht berücksichtigt werden und 16 Patienten (16,7%) nahmen ohne Nennung näherer Gründe den Untersuchungstermin nicht wahr. Von den teilnehmenden Patienten waren 14 weiblichen (22,3%) und 49 männlichen (77,7%) Geschlechts, das Alter der untersuchten Patienten lag zwischen 39 und 71 Jahren (im Mittel 56 Jahre). Zum Zeitpunkt der Untersuchung lag die letzte Herzkatheteruntersuchung 3 bis 22 Monate (im Durchschnitt 6,2 Monate) zurück, der Abstand zwischen den einzelnen Punktionen lag zwischen 1 und 30 Monaten (im Mittel bei 5,7 Monaten). Die Punktionstechnik ist in Kapitel 8 beschrieben.

Anamnese und klinische Untersuchung

Die Anamnese orientierte sich an einem standardisierten Fragebogen. Jeder Patient konnte zunächst global, bezogen auf alle bei ihm durchgeführten Punktionen, das Ausmaß seiner Beschwerden nach einer Graduierung von 0 bis 3 mit folgender Zuordnung bewerten:

0 keine Beschwerden oder Beschwerden nicht erinnerlich,
1 stets nur geringe Beschwerden,
2 geringe, bei einzelnen Punktionen erhebliche Beschwerden,
3 meist starke Beschwerden.

Die Beschwerden konnten dann mit der Möglichkeit der Beurteilung ihrer Intensität und Dauer bei jeder einzelnen Punktion in „schmerzhafte Bewegungseinschränkung", „Mißempfindung" oder „Druckgefühl" differenziert werden. Die Klassifizierung erfolgte wie bei der globalen Bewertung der Beschwerden mit den Ziffern 0 bis 3, dabei entsprach:

0 Beschwerden nicht erinnerlich, keine Beschwerden oder
1 geringe Beschwerden,
2 mäßige Beschwerden,
3 starke Beschwerden.

Das Merkmal „Beschwerdedauer" wurde folgendermaßen bewertet:

0 Beschwerden nicht erinnerlich, keine Beschwerden oder
1 ein oder zwei Tage lang Beschwerden,
2 über mehrere Tage Beschwerden,
3 wochenlang anhaltende Beschwerden.

Es folgte eine klinische Untersuchung der A. femoralis in Hinblick auf die Pulsqualität und Gefäßresistenzen mit vergleichender Palpation und Auskultation der Regio subinguinalis sowie der Blutdruckmessung an beiden Oberarmen (nach Riva Rocci) und der A. tibialis posterior beidseits (Doppler-Sonde).

Duplexsonographie

Anschließend wurde mit dem B-Bild eines mechanischen 5-MHz-Schallkopfs (Ultramark 8 der Firma ATL) die A. femoralis communis im Punktionsbereich und an korrespondierender Stelle des nichtpunktierten Beines im Längs- und Querschnitt dargestellt und der Durchmesser (DU) bestimmt.

Nach der zweidimensionalen Darstellung folgte mit der im Schallkopf integrierten 5-MHz-Doppler-Sonde eine vergleichende Registrierung der Doppler-Spektralkurve im punktierten und nicht punktierten Bein (Fokustiefe 2 cm, Wand-Filter 50 Hz). Die A. femoralis wurde etwa 4 cm unterhalb der Inguinalfalte in einem Winkel von 60° angelotet und das 1,5 mm breite Meßfeld (sample volume) durch Orientierung am B-Bild etwa in Gefäßmitte eingestellt. Durch Bewegung des Meßfeldes in der Gefäßlängsachse wurde die maximale Strömungsgeschwindigkeit im Punktionsbereich des Gefäßes ermittelt und das Doppler-Signal dreimal am punktierten und nichtpunktierten Gefäß über mindestens 15 Zyklen aufgezeichnet.

Dabei wurden folgende Parameter ermittelt:
- maximale orthograde Strömungsgeschwindigkeit (MOS) in cm/s,
- maximale retrograde Strömungsgeschwindigkeit (MRS) in cm/s,
- Akzelerationszeit (ACC) des Vorflusses (ms),
- Dezelerationszeit (DECC) des Vorflusses (ms),
- Quotient aus Akzelerations- und Dezelerationszeit (A/D),
- maximale Akzeleration des Vorflusses (MA) in cm/s^2,
- maximale Dezeleration des Vorflusses (MD) in cm/s^2,
- Quotient aus maximaler Akzeleration und maximaler Dezeleration (MA/MD),
- Anzahl der Punktionen (PU) an der rechten A. femoralis,
- Hohlraumweite (DU) der untersuchten A. femoralis (mm).

Auswertung der Befunde

Zur Auswertung wurden die Patienten unter Berücksichtigung der 1985 von Jäger et al. [9, 10] unter gleichen Bedingungen ermittelten MOS-Normwerte in 2 Gruppen unterteilt. Eine „Normal"-Gruppe mit MOS-Werten unter 143 cm/s und einer „pAVK"-Gruppe mit Werten über 143 cm/s. Für den Einschluß in die „pAVK"-Gruppe reichte eine einseitig (in der linken oder rechten A. femoralis) erhöhte maximale orthograde Strömung aus.

Statistik

Die ermittelten Meßwerte aller Gruppen wurden zunächst mit dem David-Pearson-Test auf Normalverteilung und mit dem F-Test auf Varianzengleichheit getestet. Bei Erfüllung beider Voraussetzungen wurde der t-Test für unabhängige Stichproben angewendet. Das Signifikanzniveau wurde mit $2p < 0{,}05$ festgelegt. Anschließend wurden die Meßwerte der rechten und linken A. femoralis mit dem t-Test für verbundene Stichproben auf die Zugehörigkeit zur selben Grundgesamtheit getestet. Das Signifikanzniveau wurde ebenfalls mit $2p < 0{,}05$ gewählt.

Ergebnisse

Neben der MOS unterschieden sich auch die MD, die MA und der Gefäßdurchmesser für beide Femoralarterien in der „pAVK"-Gruppe signifikant von der „Normal"-Gruppe (Tabelle 6.1 und 6.2). Für die DECC konnten nur für die linke, nichtpunktierte Femoralarterie signifikante Unterschiede gefunden werden (Tabelle 6.2), wohingegen die Werte für die rechte Femoralarterie das Signifikanzniveau knapp verfehlten (Tabelle 6.1). Beim Seitenvergleich der punktierten rechten A. femoralis und der nichtpunktierten linken A. femoralis ergaben sich für alle Meßparameter sowohl in der „pAVK"- als auch in der „Normal"-Gruppe keine Unterschiede (Tabelle 6.3 und 6.4). Bei den 63 untersuchten Patienten waren insgesamt 258 Punktionen durchgeführt worden. Die getrennte Auswertung der beiden Untergruppen ergab 58 Punktionen für die „pAVK"- und 200 Punktionen für die „Normal"-Gruppe, was einer durchschnittlichen Punktionshäufigkeit von 4,5 bzw. 4 Punktionen entspricht (Tabelle 6.1). Nach der globalen Bewertung aller bei jedem einzelnen Patienten durchgeführten Punktionen waren bei 28 Patienten (44,4%) nie Beschwerden aufgetreten oder die Beschwerden nicht erinnerlich, 18 Patienten (28,6%) hatten stets nur geringe Beschwerden, 15 Patienten (23,8%) hatten gelegentlich erhebliche und 2 Patienten (3,2%) meist starke Beschwerden (Tabelle 6.6). Drei Patienten (4,8%) hatten wegen ihrer Beschwerden den Hausarzt aufgesucht.

Im folgenden sind die Angaben zu jeder einzelnen Punktion ausgewertet. Nach 182 der 258 Punktionen waren Beschwerden nicht aufgetreten oder dem Patienten nicht erinnerlich. Die nach den verbliebenen 76 Punktionen (29,5%) aufgetretenen Beschwerden hielten in 51 (19,8%) Fällen wenige Tage, in 12 (4,7%) Fällen mehrere Tage und in weiteren 13 Fällen (5%) mehrere Wochen an (Tabelle 6.5).

Die Differenzierung der angegebenen Symptomatik ergab unter Berücksichtigung der mäßigen bis starken Symptome nach 9 der 258 Punktionen ein mäßiges bis starkes Druckgefühl, dreimal eine mit „mäßig" und dreimal mit „stark" bewertete Mißempfindung und einmal eine „mäßige", sowie viermal eine „starke" Bewegungseinschränkung. Insgesamt waren also 20 der 258 Punktionen von erheblichen Beschwerden gefolgt (Tabelle 6.5).

Die Palpation des Gefäßstrangs im Punktionsbereich erbrachte bei 7 (11,1%) Patienten eine derbe Induration des Gefäßstrangs. Alle Patienten hatten tastbare Fußpulse.

Nach 110 (42,6%) von 258 Punktionen war ein geringes Hämatom aufgetreten. In 34 (13,2%) Fällen hatte sich ein handtellergroßes und in 22 (8,5%) Fällen ein flächenhaftes Hämatom entwickelt (Tabelle 6.7), das bei einer Patientin 6 Tage nach dem Entfernen der Schleuse ausgeräumt werden mußte. Auch bezüglich der Hämatomhäufigkeit waren keine statistisch signifikanten Unterschiede in der „Normal"- und „pAVK"-Gruppe nachzuweisen.

Tabelle 6.1. Mittelwerte und Standardabweichungen der dopplersonographisch in der „Normal"- und „pAVK"-Gruppe an der punktierten rechten Femoralarterie ermittelten Meßwerte

Meßwert	Gruppe „Normal"	Gruppe „pAVK"
MOS	112,5 ± 16,7*	175,5 ± 27,5*
MRS	38,7 ± 9,9	40,1 ± 14,3
ACC	100,9 ± 21,1	108,2 ± 17,6
DECC	168,7 ± 37,4	189,2 ± 35,3
A/D	0,585± 0,185	0,583± 0,111
MA	1577,3 ±358,2*	2383,8 ±587,2*
MD	817,3 ±193,8*	1124,1 ±263,4*
PU	3,9 ± 1,5	4,46 ± 1,7
DU	89,1 ± 11,4*	78,8 ± 11,2*

* $p < 0,05$.

Tabelle 6.2. Mittelwerte und Standardabweichungen der dopplersonographisch in der „Normal"- und „pAVK"-Gruppe an der nichtpunktierten rechten Femoralarterie ermittelten Meßwerte

Meßwert	Gruppe „Normal"	Gruppe „pAVK"
MOS	110,4 ± 15,9	163,3 ± 44,3*
MRS	37,1 ± 8,5	34,5 ± 14,9
ACC	95,8 ± 16	100,2 ± 20,3
DECC	165,4 ± 33,4*	196,0 ± 45*
A/D	0,592± 0,154	0,541± 0,182
MA	1509,3 ±315,6*	2291,7 ±1142,3*
MD	835,3 ±211*	992,2 ± 238*
DU	86 ± 12*	78,3 ± 11,1*

* $p < 0,05$.

Tabelle 6.3. Mittelwerte und Standardabweichungen der dopplersonographisch bei der „Normal"-Gruppe ermittelten Meßwerte im Seitenvergleich zwischen punktierter rechter und nichtpunktierter linker Femoralarterie: keine signifikanten Unterschiede

Meßwert	Rechte A. femoralis	Linke A. femoralis
MOS	112,5 ± 16,7	110,4 ± 15,9
MRS	38,7 ± 9,9	37,1 ± 8,5
ACC	99,0 ± 21,8	95,8 ± 15,9
DECC	168,7 ± 37,4	165,4 ± 33,4
A/D	0,585± 0,199	0,588± 0,178
MA	1577,3 ±358,2	1509,2 ±315,6
MD	817,3 ±193,8	835,3 ±211,1
DU	89,1 ± 11,4	86,0 ± 12

Tabelle 6.4. Mittelwerte und Standardabweichungen der dopplersonographisch bei der „pAVK"-Gruppe ermittelten Meßwerte im Seitenvergleich zwischen punktierter rechter und nichtpunktierter linker Femoralarterie: keine signifikanten Unterschiede

Meßwert	Rechte A. femoralis	Linke A. femoralis
MOS	175,5 ± 27,5	163,3 ± 44,3
MRS	40,1 ± 14,4	34,5 ± 15
ACC	108,2 ± 17,6	100,2 ± 20,3
DECC	189,2 ± 35,3	196,0 ± 45
A/D	0,583 ± 0,111	0,541 ± 0,182
MA	2383,8 ± 587,2	2291,7 ± 1142,3
MD	1124,1 ± 263,4	992,2 ± 238
DU	78,8 ± 11,3	78,3 ± 11,1

Tabelle 6.5. Angaben zur Dauer und Art der aufgetretenen Beschwerden, bezogen auf die Gesamtzahl der durchgeführten Punktionen (n = 258)

Beschwerdecharakteristika	Anzahl der Punktionen
Beschwerdedauer	
wenige Tage	51 (19,8%)
mehrere Tage	12 (4,7%)
wochenlang	13 (5%)
nicht erinnerlich	182 (70,5%)
Druckgefühl	
gering	13 (5%)
mäßig	8 (3,1%)
stark	1 (0,4%)
nicht erinnerlich	236 (91,5%)
Mißempfinden	
gering	10 (3,8%)
mäßig	3 (1,2%)
stark	3 (1,2%)
nicht erinnerlich	242 (93,8%)
Bewegungseinschränkung	
gering	2 (0,8%)
mäßig	1 (0,4%)
stark	4 (1,6%)
nicht erinnerlich	251 (97,3%)

Tabelle 6.6. Angaben der untersuchten Patienten zur Beschwerdeintensität (n = 63)

Beschwerdeintensität	Anzahl der Patienten
Gering	18 (28,6%)
Gelegentlich erheblich	15 (23,8%)
Meist stark	2 (3,2%)
Keine nicht erinnerlich	28 (44,4%)

Tabelle 6.7. Ausdehnung des Hämatoms nach dem Entfernen der Gefäßschleuse, bezogen auf die Gesamtzahl der durchgeführten Punktionen (n = 258)

Hämatomausdehnung	Anzahl der Punktionen
Gering	110 (42,6%)
Handtellergroß	34 (13,2%)
Flächenhaft	22 (8,5%)
Nicht bekannt	92 (35,7%)

Diskussion

Nach mehrfacher Punktion der A. femoralis mit Plazierung weitlumiger Gefäßschleusen ergab die klinische und duplexsonographische Untersuchung nach durchschnittlich 4,1 (3–9) zeitlich voneinander getrennten Punktionen keinen Hinweis auf punktionsbedingte Stenosen ≥ 20%. Die gelegentlich nach Mehrfachpunktion palpable Resistenzvermehrung des Gefäßstrangs ist am ehesten auf Residuen perivaskulärer Hämatome zurückzuführen.

Die im Bereich der Punktionsstelle gemessenen Strömungsparameter unterschieden sich in der „Normal"- und „pAVK"-Gruppe in allen 63 Fällen nicht von den Werten der nicht-punktierten Femoralarterie. Die Ergebnisse in der „Normal"-Gruppe entsprachen den von Jäger et al. [9, 10] an gesunden Probanden unter gleichen Bedingungen (Einfallswinkel 60°) ermittelten Daten. Etwas niedrigere Werte für die MOS fand Greiner [7] bei Gesunden mit einem kleineren Meßwinkel (46°).

Bei Patienten mit peripherer Verschlußkrankheit hängen die Meßwerte vom Ausmaß der Gefäßveränderungen ab. Da in der vorliegenden Untersuchung lediglich die sonographisch gut zugänglichen Abschnitte der A. femoralis untersucht wurden, konnten bei allen Patienten zuverlässig auswertbare Frequenzprofile registriert werden. Fronek et al. [2]

zeigten, daß vor allem die MOS und MD empfindliche Parameter zur Abgrenzung von „pAVK"-Patienten sind. Nach einer Untersuchung von Jäger et al. [9, 10] führen Stenosen mit einer Lumeneinengung von 20 bis 49% zu einem Anstieg der MOS von 30% bis 100%; hämodynamisch relevante Stenosen (50% bis 99%) gehen mit einer Zunahme der MOS um mehr als 100% einher. Stenosen $\geq 20\%$ können daher mit hoher Wahrscheinlichkeit differenziert werden. Nach Kohler [12] liegen Sensitivität und Spezifität der Methode bei 82% bzw. 92%.

Nach der Auswertung der anamnestischen Daten war als „größere" Komplikation lediglich ein chirurgischer Eingriff wegen eines Hämatoms zu verzeichnen, nach dessen Ausräumung die Patientin beschwerdefrei war. In der Literatur liegt die Häufigkeit von „major complications" zwischen 1,7% und 14% [1–6, 11, 13–16], wobei die von Hessel [8] angegebenen Zahlen auch einfache Femoralis-Nadelpunktionen im Rahmen von Femoralis-Angiographien einbeziehen. Mortensen [15] beschreibt für die perkutane Nadelpunktion der Femoralarterie 1,3% „major complications", für die perkutane Katheterisierung nach Seldinger 4,4%.

„Kleinere" relevante Komplikationen (nur mäßige bis starke Beschwerden) in Form eines Druckgefühls, einer Mißempfindung oder Bewegungseinschränkung traten nach 20 (7,8%) der 258 Punktionen auf und hielten in 13 Fällen (5%) 3 bis 4 Wochen an. Häufigste „kleinere" Komplikation waren flächenhaft ausgedehnte Hämatome nach 21 Punktionen. Insgesamt waren nach der Auswertung mäßiger bis starker Symptome oder flächenhafter Hämatome 30 der 258 Punktionen (11,6%) mit „minor complications" belastet. Auch bezüglich der „kleineren" Komplikationen (bei Mortensen 14,3% [15]) ist zu berücksichtigen, daß sich die in der Literatur angegebenen Zahlen auf einmalige Punktionen der untersuchten Patienten beziehen, während in der vorliegenden Studie die Patienten mindestens dreimal punktiert und zum Teil weitlumige Gefäßschleusen verwendet wurden.

Zusammenfassung

Es ergibt sich damit bei den untersuchten Patienten kein Hinweis auf hämodynamisch relevante Spätfolgen nach Mehrfachpunktion der A. femoralis. Die nach wiederholter Punktion oft tastbare Resistenzvermehrung in der Regio subinguinalis entsteht durch unvollständige Resorption und nachfolgende Organisation von Hämatomen und hatte im untersuchten Kollektiv keinen Einfluß auf die gemessenen Strömungsparameter. Eine Resistenzvermehrung im Punktionsbereich als Folge vorausgehender Eingriffe ist daher lediglich als Punktionshindernis zu werten, das in der Regel die Indikationsstellung zu invasiver Diagnostik und Therapie nicht beeinflußt.

Literatur

1. Barnes RW, Hafermann MD, Petersen J, Krugmire RB, Strandness DE (1973) Noninvasive assessment of altered limb hemodynamics and complications of arterial catheterization. Radiology 107:505–511
2. Barnes RW, Slaymaker EE, Hahn FJ (1977) Thromboembolic complications of angiography for peripheral arterial disease: Prospective assessment by doppler ultrasound. Radiology 122:459–461
3. Brener BJ, Couch NP (1973) Peripheral arterial complications of left heart catheterization and their management. Am J Surg 125:1118–1123
4. Fleming R, Friedman SA (1984) Late sequelae of femoral artery catheterization. Am J Cardiol 53(8):1205–1206
5. Fronek A, Coel M, Berstein EF (1976) Quantitative ultrasonic studies of lower extremity flow velocities in health and disease. Circulation 53:957–960
6. Green GS, McKinnon CM, Rosch J, Judkins MP (1972) Complications of selective percutaneous transfemoral coronary arteriography and their prevention: A review of 445 consecutive examinations. Circulation 45:552–557
7. Greiner B (1988) Duplexsonographische Bestimmung von Strömungsparametern in der Femoralarterie. Inaug. Diss., Freiburg
8. Hessel SJ, Adams DF, Abrams HL (1981) Complications of angiography. Radiology 138:273–281
9. Jäger KA, Phillips DJ, Martin RL, Hanson C, Roederer GO, Langlois YE, Ricketts HJ, Strandness DE Jr (1985) Noninvasive mapping of lower limb arterial lesions. Ultrasound Med Biol 11(3):515–521
10. Jäger KA, Ricketts HJ, Strandness DE (1985) Duplex scanning for the evaluation of lower limb arterial disease. In: Bernstein EF (ed) Noninvasive diagnostic techniques in vascular disease –. Mosby, St. Louis, pp 619–631
11. Kloster FE, Bristow JD, Griswold HE (1970) Femoral artery occlusion following percutaneous catheterization. Am Heart J 79(2):175–180
12. Kohler TR, Nance DR, Cramer MM, Vandenburghe N, Strandness DE Jr (1987) Duplex scanning for diagnosis of aortoiliac and femoropopliteal disease: A prospective study. Department of Surgery, University of Washington School of Medicine, Seattle. Circulation 76(5):1074–1080
13. Kron J, Sutherland D, Rosch J, Morton MJ, McAnulty JH (1985) Arteriovenous fistula: A rare complication of arterial puncture for cardiac catheterization. Am J Cardiol 55(11):1445–1446
14. Lang EK (1963) A survey of the complications of percutaneous retrograde arteriography: Seldinger technique. Radiology 1963; 81:257–263
15. Mortensen JD (1967) Clinical sequelae from arterial needle puncture, cannulation and incision. Circulation 35:1118–1123
16. Ross RS (1968) Arterial complications in cooperative study on cardiac catheterizations. Circulation [Suppl III] 37:39–41

7 Die Punktion der A. femoralis bei Säuglingen und Kleinkindern

W. HOFFMANN, A. LINDINGER

Allgemeine Bemerkungen

Die Sondierung der linken Herzabschnitte gelingt im Säuglings- und Kleinkindesalter in aller Regel vom rechten Vorhof aus: der Katheter läßt sich über ein offenes Foramen ovale bzw. über einen kleinen Vorhofseptumdefekt vom rechten Vorhof in den linken Vorhof und von hier in die beidseitigen Lungenvenen, den linken Ventrikel und meist auch antegrad in die Aorta ascendens vorschieben.

In den Fällen, in denen die Sondierung der linken Herzabschnitte über eine interatriale Verbindung nicht gelingt, muß der arterielle Zugang über die Aorta gewählt werden. Dies ist grundsätzlich von der oberen und von der unteren Extremität möglich. Während die A. axillaris in der Regel freigelegt werden muß, kann die A. femoralis perkutan punktiert werden. Bei größeren Kindern ist dies ebenso problemlos möglich wie bei Erwachsenen. Bei Neugeborenen und Säuglingen ist dagegen eine sehr sorgfältige Technik erforderlich, um Komplikationen zu vermeiden.

Die retrograde arterielle Katheterisierung sollte – sofern es der Untersuchungsgang erlaubt – am Ende der Untersuchung erfolgen, um die Verweildauer des Katheters im Gefäß so kurz wie möglich zu halten. Ist eine längere Verweildauer als 20–30 min absehbar, wird von verschiedenen Autoren die systemische Heparinisierung empfohlen [2, 3]. Das Kaliber des arteriell einzuführenden Katheters sollte so klein wie möglich gewählt werden. Fortschritte in der Entwicklung der Kathetermaterialien haben dazu geführt, daß immer dünnere Katheter – z. B. 4 Charr oder 3,2 Charr – verfügbar sind, die es erlauben, Kontrastmittel mit ausreichend hohem Flow zu fördern, so daß Herzhöhlen und große Gefäße auch bei hoher Herzfrequenz und kurzer Kreislaufzeit gut zur Darstellung kommen [7].

Technik

Das Gebiet der perkutanen Punktion der A. femoralis – 1–2 cm unterhalb des Leistenbands – wird zunächst mit antiseptischer Lösung gereinigt und mit sterilen Tüchern getrocknet. Dann wird es mit einer sterilen Klebefolie, die in der Mitte eine Öffnung von etwa 2×2 cm aufweist, abgedeckt. Die Punktionsstelle wird mit 1- bis 2%igem Lidocain bis auf das Periost des oberen Schambeinastes infiltriert, anschließend die Haut mit einem Skalpell oder einer Stichlanzette oberflächlich inzidiert. Zur Punktion sollte die kleinstmögliche Nadel gewählt werden, durch die der Draht der Einführungsschleuse eben paßt. Sie soll ferner dünnwandig und an der Spitze nur wenig angeschrägt sein. Die Punktion sollte möglichst ohne Mandrin erfolgen, um ein Durchstechen des Gefäßes zu vermeiden. Die Nadel wird in einem Winkel von etwa 45° zur Haut eingeführt. Nach Durchstechen der Gefäßvorderwand fließt das Blut pulsatil aus der Nadel heraus. Das flexible Ende des Führungsdrahts wird jetzt durch die Nadel in das Gefäß eingeführt. Dieser Vorgang kann erleichtert werden, wenn der Winkel zwischen Nadel und Hautoberfläche auf etwa 25° reduziert wird [8]. Das Einführen des Führungsdrahts muß ohne jede Schwierigkeit möglich sein, andernfalls muß der Draht zurückgezogen und die Position der Nadel so lange geändert werden, bis das Einführen bei freiem Rückfluß des Blutes ohne Schwierigkeiten möglich ist. Alternativ wird die Nadel entfernt, die Punktionsstelle kurz komprimiert und dann erneut punktiert. Um einen übermäßigen Blutverlust durch die Punktionsnadel zu vermeiden, kann man auch mit aufgesetzter Spritze unter Aspiration arbeiten.

Nach korrekter Lage des Drahtes im Gefäß wird die Nadel herausgezogen. Über den Führungsdraht wird jetzt der bereitliegende Dilatator mit Einführungsschleuse geschoben. Die Einführung erfolgt mit einer Drehbewegung, wobei der Führungsdraht gleichzeitig leicht vor- und zurückgeschoben werden sollte, um sicherzustellen, daß der Draht frei in Gefäß und Dilatator liegt und nicht abgeknickt ist. Schließlich werden Draht und Dilatator entfernt. Das Blut muß in der Hülse selbst oder im angeschlossenen Spülungssystem frei zurückfließen, bevor der Katheter eingeführt werden kann.

Die verwendete Hülse sollte – vor allem bei rein diagnostischen Herzkatheteruntersuchungen – dünner sein als das Kaliber des Gefäßes, damit das Blut bei eingeführtem Katheter noch nach distal vorbeifließen kann. Dadurch wird die Gefahr der Thrombenbildung gemindert. Beim Neugeborenen und Säugling bis 10 kg Körpergewicht sind Hülsen und Katheter der Stärke 4–5 Charr ausreichend, bei Kindern mit einem

Gewicht bis zu 20–25 kg sind 6-Charr- und bei höherem Körpergewicht 7-Charr-Hülsen adäquat. Bei Katheterisierungen mit therapeutischem Ziel (Ballondilatation mit arteriellem Zugang) müssen größere Einführungshülsen verwendet werden.

Komplikationen

Die häufigste Komplikation ist die Thrombosierung des Gefäßes, wobei Spasmen der Arterie eine große Rolle spielen [11]. Wir geben zur Thromboseprophylaxe vor dem Entfernen des arteriellen Katheters entsprechend den Empfehlungen von Freed [2] einen Heparinbolus von 100 E pro kg Körpergewicht. Wenn 2 h nach Entfernung des Katheters der Puls an der jeweiligen Extremität nicht tastbar ist, wird eine i.v.-Dauerheparinisierung in einer Dosierung von 10000 E Heparin/m^2 Körperoberfläche/24 h gemäß den Empfehlungen von Schreiber et al. angeschlossen [9]. In den meisten Fällen normalisiert sich die Durchblutung unter dieser Maßnahme nach wenigen Stunden. Bei weiterbestehender Pulslosigkeit und den klinischen Zeichen einer arteriellen Minderdurchblutung – z.B. kaltes, blasses Bein mit deutlich verlängerter kapillärer Reperfusionszeit – sollte dieser Befund durch eine Doppler-Untersuchung objektiviert werden. Eine Streptokinase-Behandlung wird erforderlich, wenn nach einer Heparinisierung von etwa 24 h (10–46 h) der Puls nicht tastbar ist [6, 9]. Alternativ kann die Fibrinolyse mit Gewebe-Plasminogen-Aktivator (t-PA) durchgeführt werden, einer Substanz, mit der in den letzten Jahren auch im pädiatrischen Bereich gute Erfahrungen gemacht wurden.

Gefäßläsionen nach arteriellen Punktionen treten unter Berücksichtigung der genannten prophylaktischen Maßnahmen selten auf, fast ausschließlich bei Neugeborenen und jungen Säuglingen. Komplette Gefäßverschlüsse sind auch in dieser Altersgruppe sehr selten, passagere Durchblutungsstörungen können mit den obengenannten therapeutischen Maßnahmen fast immer behoben werden [4, 5].

Bei Katheteruntersuchungen mit therapeutischem Ziel liegt die Komplikationsrate höher: permanente Gefäßverschlüsse treten in etwa 6–10% auf [1, 10, 12], passagere Durchblutungsminderungen in bis zu 30% [1, 12].

Insgesamt konnte die Komplikationsrate durch die Einführung der perkutanen Punktion arterieller Gefäße unter Verwendung einer Hülse und durch die prophylaktische Heparinisierung deutlich reduziert werden.

Literatur

1. Fellows KE, Radtke W, Keane JF, Lock JE (1987) Acute complications of catheter therapy for congenital heart disease. Am J Cardiol 60:679–683
2. Freed MD, Keane JF, Rosenthal A (1974) The effect of heparinization to prevent arterial thrombosis after percutaneous cardiac catheterization in children. Circulation 50:565–569
3. Girod DA, Hurwitz RA, Caldwell RL (1982) Heparinization for prevention of thrombosis following pediatric percutaneous arterial catheterization. Pediatr Cardiol 3:175–180
4. Hammerer I (1979) Das Risiko der Herzkatheteruntersuchung. Eine retrospektive Auswertung der Komplikationen nach 700 Untersuchungen. IV. Gefäßkomplikationen. Pädiatr u Pädol 14:405–414
5. Hoffmann W. Eigene Ergebnisse, nicht veröffentlicht
6. Ino T, Benson LN, Freedom RM, Barker GA, Aipursky A, Rowe RD (1988) Thrombolytic therapy for femoral artery thrombosis after pediatric catheterization. Am Heart J 115:633–639
7. Keane JF, Fellows KE, Lang P, Fyler DC (1982) Pediatric arterial catheterization using a 3.2 French catheter. Cathet Cardiovasc Diagn 8:313–319
8. Nihill MR (1990) Cardiac catheterization. Fetal and neonatal cardiology. In: Long-WA (ed). WB Saunders Company, Philadelphia
9. Schreiber R, Lorenz HP, Schumacher G, Bühlmeyer K (1984) Streptokinase-Therapie arterieller Gefäßverschlüsse nach Herzkatheteruntersuchung im Säuglings- und Kindesalter. In: Schreiber R, Bühlmeyer K (Hrsg) Hämostase bei kardialen und vaskulären Erkrankungen. Müller & Steinicke, München
10. Sebening W, Hagel KJ, Kallfelz HC, Kramer HH, Lange DE, Rupprath G, Schmaltz AA, Vogt J (1989) Ballonvalvuloplastie der Aortenklappenstenose bei Säuglingen im Alter bis zu drei Monaten. Kooperative Studie der Deutschen Gesellschaft für Pädiatrische Kardiologie. Herz-Kreisl 21:79A
11. Sequeira F, Girod DA, Stacki M, Franken EA, Hurwitz RA (1980) Arterial spasm during and following pediatric cardiac catheterization. Pediatr Cardiol 1:176A
12. Sholler GF, Keane JF, Stanton BP, Sanders SP, Lock JE (1988) Ballon dilation of congenital aortic valve stenosis. Results and influence of technical and morphological features on outcome. Circulation 78:351–360

8 Punktionsrisiken
für periphere Gefäßkomplikationen und Beschwerden nach diagnostischer Herzkatheteruntersuchung oder PTCA

R. Bach, C. Özbek, J. Dyckmans, M. Müller, K. Freigang,
S. Gerbaulet, D. Becker, H. Schieffer

Einleitung

In der Bundesrepublik Deutschland ist von 1981 bis 1987 die Zahl der jährlich durchgeführten Herzkatheteruntersuchungen von 40 655 auf 114 040 gestiegen. Der Anteil der Koronardilatationen erhöhte sich im gleichen Zeitraum von 1,2% auf 10,6% [5], ohne daß ein Ende dieser Entwicklung abzusehen wäre. Einerseits haben die Erfahrung der Untersucher und die Qualität des verwendeten Materials deutlich zugenommen, andererseits sind für perkutane transluminale Angioplastien (PTCA) weitlumige Gefäßschleusen bis 8 Charr (2,7 mm) erforderlich, die über größere Gefäßläsionen eine höhere Komplikationsrate erwarten lassen. Darüber hinaus macht nach PTCA die relativ hohe Restenoserate von 20–40% häufig Kontrollangiographien erforderlich, bei denen der Gefäßzugang oft durch teilresorbierte derbe Resthämatome und Narben erheblich erschwert wird.

Ziel der nachfolgend beschriebenen prospektiven Untersuchung war es daher, den Einfluß des bei der invasiven kardiologischen Diagnostik und Therapie in vielen Details geänderten Vorgehens auf die Häufigkeit peripherer Gefäßkomplikationen und die mit der Punktion der A. femoralis verbundenen Beschwerden zu erfassen. Die ermittelten Daten sind unter Berücksichtigung des verwendeten Materials und der beschriebenen Methoden auf alle Formen der Katheterdiagnostik via A. femoralis übertragbar.

Methodik

Patienten

Zwischen dem 06. 12. 1988 und dem 30. 06. 1989 wurden in der kardiologischen Abteilung der Medizinischen Universitätsklinik Homburg/Saar 1401 Herzkatheteruntersuchungen nach Judkins [10] durchgeführt.

398 (28,4%) der Patienten waren Frauen und 1003 (71,6%) Männer. Das Alter der Patienten lag zwischen 16 und 85 Jahren (mittleres Alter 62 Jahre). In 994 Fällen wurde lediglich eine diagnostische Herzkatheteruntersuchung (DHKU) durchgeführt, bei 407 der 1401 Patienten erfolgte eine PTCA (Abb. 8.1). Die Altersverteilung der untersuchten Patienten ist Abb. 8.2 zu entnehmen. Bei 70,7% der Patienten war es die erste, bei 20,2% die zweite und bei 9% mindestens die dritte Herzkatheteruntersuchung. 15 wegen eines Verschlusses der Beckengefäße nach Sones [21] untersuchte Patienten und 5 Valvuloplastien wurden wegen

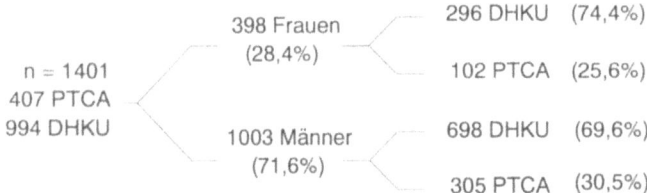

Abb. 8.1. Gesamtzahl der untersuchten Patienten, nach Geschlecht und für diagnostische Herzkatheteruntersuchung (DHKU) und perkutane transluminale Koronarangioplastie (PTCA) getrennt dargestellt

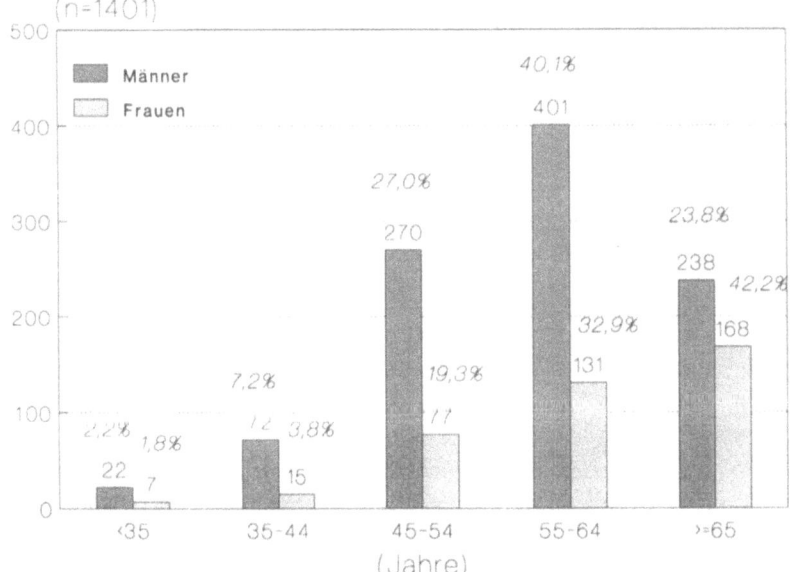

Abb. 8.2. Altersverteilung der untersuchten Patienten (für Frauen und Männer getrennt dargestellt). *Kursiv*: Prozentangaben, bezogen auf das Geschlecht

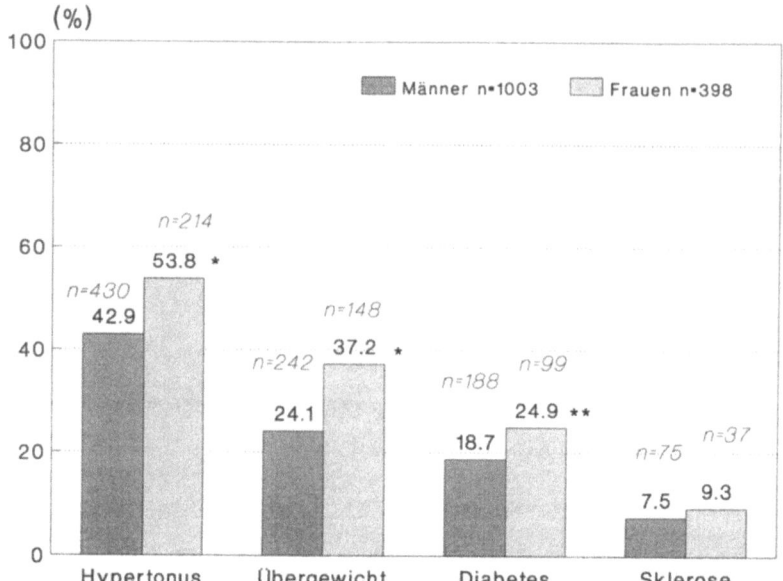

Abb. 8.3. Relative Häufigkeit der Punktionsrisiken bei Männern und Frauen, absolute Zahlen kursiv gedruckt. Übergewicht: Broca-Index ≥ 115%, Sklerose: Patienten mit generalisiertem Gefäßleiden. (signifikanter Geschlechtsunterschied: * $p \leq 0.001$, ** $p \leq 0.025$)

der kleinen Zahl nicht berücksichtigt, zumal in diesem Kollektiv keine Komplikationen auftraten.

Übergewicht, arterielle Hypertonie oder Diabetes mellitus wurden nach Lang und Skillmann [14, 20] ebenso wie ein bekanntes generalisiertes Gefäßleiden als „Punktionsrisiken" erfaßt und in Abb. 8.3 geschlechtsabhängig dargestellt.

Punktionstechnik

Die diagnostische Herzkatheteruntersuchung erfolgte ohne Prämedikation nach Lokalanästhesie in der Regio subinguinalis mit etwa 15 ml 2%igem Xylocain. Für die Einführung der Gefäßschleuse wurde die Haut über der A. femoralis etwa 3 cm unterhalb der Inguinalfalte mit einer Stichlanzette inzidiert und der etwa 2 mm lange Schnitt mit einer Moskitoklemme bis zur Subkutis gedehnt. Nach der Gefäßpunktion mit einer scharf geschliffenen 18-gg.-Hohlnadel wurde ein 0,035 in. (0,89 mm) dicker, 150 cm langer beschichteter und an seiner Spitze gebogener Führungsdraht bis in die thorakale Aorta vorgeschoben, die Nadel entfernt und danach über den Draht eine 7-Charr-Schleuse mit geringer Drehbewegung (maximal 180°) in das Gefäß eingeführt. War eine PTCA erforderlich, wurde die 7-Charr-Schleuse über einen Draht gegen eine 8-Charr-Schleuse [in 34 (2,4%) Fällen 9 Charr] ausgetauscht bzw. bei elektiver PTCA sofort eine größere Schleuse verwendet.

Bei 1238 (88,4%) Patienten wurde die A. femoralis nur einmal, bei 121 (8,6%) 2- bis 3mal und bei 12 (0,9%) mehr als 3mal punktiert. In 30 Fällen (2,1%) hatte der Untersucher den Eindruck, das Gefäß durchstochen zu haben, und bei 6 (0,4%) der Patienten waren die Beckengefäße nicht passierbar. 109 (7,8%) Patienten erhielten nach Entfernung der 7-Charr-Schleuse keinen Druckverband und durften 4 h später aufstehen. In 53 (3,8%) Fällen lag der Druckverband unter 12 h und bei 1239 Patienten (88,9%) 24 h.

Datenerfassung

Im Anschluß an jede Herzkatheteruntersuchung wurde vom Untersucher ein vorläufiger Katheterbefund erstellt, in dem neben ersten Angaben zum Koronarbefund die während der Untersuchung aufgetretenen Komplikationen sowie eine Beurteilung der Wandbeschaffenheit des punktierten Gefäßes und Schwierigkeiten bei der Punktion festgehalten wurden. Die während der Untersuchung verabreichte Medikation wurde – wie die applizierte Heparindosis – auf dem vorläufigen Befund ausgedruckt.

Am Abend des Untersuchungstages wurde für jeden untersuchten Patienten ein Datenblatt angelegt, in das die aus dem Krankenblatt entnommenen Punktionsrisiken, im Falle einer Therapie mit Acetylsalicylsäure (ASS) deren Dosierung, der Quick-Wert, die PTT und der Zeitpunkt einer eventuell durchgeführten Fibrinolyse übertragen wurden. Am Tag nach der Katheteruntersuchung erfolgte eine Anamnese bezüglich der in der Zwischenzeit aufgetretenen Beschwerden sowie der Liegedauer der Schleuse und eine klinische Untersuchung der Punktionsstelle. Dabei hatte der Untersucher bei der Palpation die Resistenz im Bereich der Punktionsstelle, das Ausmaß der Hautverfärbung und den lokalen Auskultationsbefund sowie das Vorhandensein der Fußpulse zu registrieren.

Die Anamnese orientierte sich an einem standardisierten Fragebogen, in dem das Ausmaß der nach der Punktion aufgetretenen Beschwerden mit einer Graduierung von 0 bis 3 mit folgender Zuordnung zu bewerten war:

0 keine Beschwerden,
1 geringe unbedeutende Beschwerden,
2 mäßige Beschwerden,
3 starke Beschwerden.

Die Beschwerden konnten dann mit der Möglichkeit der Beurteilung ihrer Qualität und Dauer in Ruheschmerz, Druck- und Spannungsgefühl und Mißempfindung an der Punktionsstelle differenziert werden. Das Ausmaß einer evtl. vorhandenen Bewegungseinschränkung wurde festgehalten. Die Quantifizierung erfolgte wie bei der globalen Bewertung der Beschwerden mit den Ziffern 0 bis 3. Dabei bedeuteten:

0: keine Beschwerden,
1: geringe Beschwerden,
2: mäßige Beschwerden,
3: starke Beschwerden.

Analog wurde die Beschwerdedauer klassifiziert:

0: keine Beschwerden,
1: Beschwerden nach Stunden abgeklungen,
2: einen Tag lang Beschwerden,
3: immer noch anhaltende Beschwerden.

Seit der Untersuchung eingetretene Komplikationen wurden erfaßt und bei operativem Vorgehen in allen Fällen der OP-Bericht eingesehen. Vier Wochen nach der Katheteruntersuchung wurden telefonisch die maximale Hämatomgröße erfragt:

1. keine Hautverfärbung,
2: geringe Hautverfärbung,
3: handtellergroße Hautverfärbung,
4: flächenhafte Hautverfärbung.

Außerdem wurden die bei der Erstuntersuchung gestellten Fragen, bezogen auf den Zeitraum von 4 Wochen, wiederholt. War wegen der Beschwerden eine ambulante oder stationäre Behandlung erforderlich, erfolgte eine Rücksprache mit den behandelnden Kollegen über Art und Therapie der aufgetretenen Komplikation. Telefonisch nicht erreichbare Patienten wurden in einem Anschreiben gebeten, einen Fragebogen mit den genannten Fragen auszufüllen.

Auswertung

Bei der Auswertung wurde die 1967 von Mortensen [16] eingeführte Differenzierung zwischen „major" und „minor complications" mit folgender Definition berücksichtigt: Als „major complications" galten Komplikationen, die einen chirurgischen Eingriff erforderlich machten oder mit einem lang anhaltenden oder permanenten Funktionsverlust einhergingen bzw. den Tod des Patienten zur Folge hatten. Unter „minor complications" wurden alle flächenhaften Hämatome sowie starke Beschwerden jeglicher Form zusammengefaßt.

Ergebnisse

Komplikationen

Von den 994 Patienten, bei denen lediglich eine diagnostische Herzkatheteruntersuchung erfolgte, hatten 5 (0,5%), von den 407 mit PTCA 3 (0,7%) „major complications" (MAC). Männer hatten bei der DHKU mit nur 2 (0,3%) tendenziell weniger MAC als Frauen, bei denen 3 (1,0%) MAC auftraten (Abb. 8.4). Die kasuistischen Daten der Patienten mit MAC sind in Tabelle 8.1 zusammengestellt. Bei 3 von 4 Patienten, die einen Thrombus im punktierten Gefäßabschnitt entwickelten, fielen intraoperativ schwere atheromatöse Gefäßveränderungen auf.

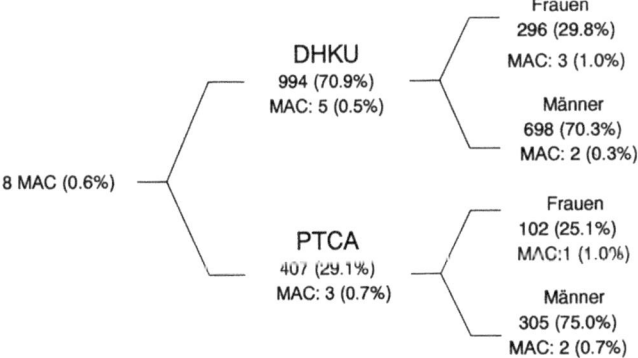

Abb. 8.4. „Major complications" (*MAC*) bei 1401 Herzkatheteruntersuchungen, nach Geschlecht und für diagnostische Herzkatheteruntersuchung (*DHKU*) sowie perkutane transluminale Koronarangioplastie (*PTCA*) getrennt dargestellt. In Klammern die Prozentangaben. MAC: chirurgischer Eingriff oder lang anhaltender bzw. permanenter Funktionsverlust

Tabelle 8.1. „Major complications": kasuistische Daten (*pAVK* periphere arterielle Verschlußkrankheit, *DHKK* diagnostische Herzkatheteruntersuchung)

Patient	M.D. männlich	W.S. männlich	H.H. männlich	H.S. männlich
Alter (Jahre)	58	64	52	47
Untersuchungstyp	PTCA	PTCA	DHKU	DHKU
Schleuse	7 Charr → 8 Charr + venös	8 Charr	7 Charr	7 Charr
A. femoralis	sklerosiert	sklerosiert	sklerosiert	
Komplikation	Verschluß der A. poplitea am 2. Tag, Thrombektomie; Patch, Oberschenkelamputation am 8. Tag	Thrombosierung längs der Schleuse und 15 cm in A. iliaca externa (subtotaler Verschluß), unmittelbar vor Op. Reinfarkt; Tod im kardiogenen Schock	Patient wegen pAVK voroperiert (Femoropoplitea-Bypass); thrombotischer Bypass-Verschluß, Thrombektomie	Verdacht auf Aneurysma spurium, intra operativ nicht bestätigt; Ausräumung eines kastaniengroßen Hämatoms, dabei Einriß der A. femoralis; Nahtverschluß
Koronarbefund, Indikation zur Katheteruntersuchung	1-Gefäßerkrankung, Postinfarktangina, Zustand nach Hinterwandinfarkt	schwere 3-Gefäßerkrankung, Postinfarktangina, Reinfarkt	2-Gefäßerkrankung, Hinterwandinfarkt	1-Gefäßerkrankung, Angina pectoris
Endzustand	Osteomyelitis, Stumpfrevision und Nachamputation nach 5 Monaten; endgültige Sanierung fraglich	Patient an seiner Grundkrankheit verstorben	beschwerdefrei	beschwerdefrei

Der 4. Patient mit einem Gefäßverschluß starb noch vor der geplanten Operation im kardiogenen Schock aufgrund eines frischen Myokardinfarkts; 2 Patienten wurden wegen eines Hämatoms operiert und bei 2 Patienten trat eine AV-Fistel auf, die in einem der beiden Fälle nach 8 Wochen nicht mehr nachweisbar war.

A.L. weiblich 62	E.C. weiblich 74	M.L. weiblich 74	E.S. weiblich 85
DHKU 7 Charr	PTCA 7 Charr → 8 Charr	DHKU 7 Charr	DHKU 7 Charr sklerosiert
AV-Fistel am Abgang der A. femoralis profunda, Op.	ausgedehnte Hämatombildung epi- und subfaszial; Hämatomausräumung und Gefäßnaht	AV-Fistel und flächenhaftes Hämatom; keine Op.	totaler Verschluß der A. iliaca, Thrombektomie
Kardiomyopathie, Mitralinsuffizienz III, EF 34%, Zustand nach kardiopulmonaler Reanimation	3-Gefäßerkrankung, Angina pectoris	kombiniertes Mitralvitium III	1-Gefäßerkrankung, Zustand nach transmuralem Vorderwandinfarkt
beschwerdefrei	beschwerdefrei	nach 2 Monaten angiographisch dokumentierter Spontanverschluß, beschwerdefrei	beschwerdefrei

Bei den „minor complications" (MIC) zeigte sich mit 101 (25,4%) MIC bei Frauen gegenüber 168 (16,7%) MIC bei Männern (p = 0,0008) ein deutlich höheres Risiko für das weibliche Geschlecht. Der hochsignifikante Geschlechtsunterschied änderte sich auch nicht, wenn die Patienten mit einem Druckverband < 12 Stunden oder mit einer über 12 h

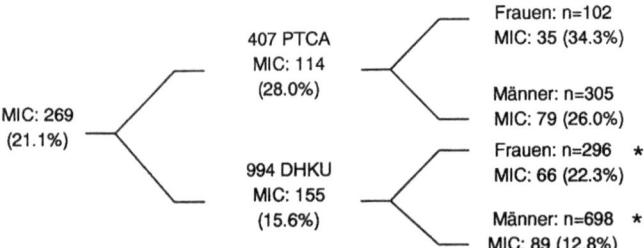

Abb. 8.5. „Minor complications" (*MIC*) bei 1401 Herzkatheteruntersuchungen, nach Geschlecht und für diagnostische Herzkatheteruntersuchung (*DHKU*) sowie perkutane transluminale Koronarangioplastie (*PTCA*) getrennt dargestellt. In Klammern die Prozentangaben (signifikanter Geschlechtsunterschied: * p ≤ 0,001). MIC: flächenhaftes Hämatom oder erhebliche Beschwerden an der Punktionsstelle innerhalb 4 Wochen nach der Punktion

liegenden Schleuse nicht berücksichtigt wurden. Auch die Art des Eingriffs beeinflußte die MIC-Rate: 114 (28,0%) der 407 PTCA-Patienten hatten MIC gegenüber 155 (15,6%) der Patienten, bei denen lediglich ein diagnostischer Eingriff durchgeführt worden war (p < 0,0001). In Abb. 8.5 sind die MIC nach Geschlecht sowie für die DHKU und PTCA getrennt dargestellt.

Wurde die A. femoralis bei erschwerter Gefäßpunktion vor dem Plazieren der Gefäßschleuse mehrfach punktiert, hatten 45 (27,6%) von 118 Patienten MIC, während bei den Patienten mit Einfachpunktion nur 224 (18,1%) von 1006 MIC entwickelten (p < 0,01). Erfolgte neben der Linksherzkatheteruntersuchung eine Messung des Pulmonalarteriendrucks (zusätzliche Schleuse venös), stieg die Zahl der MIC signifikant (p < 0,05) von 14,8% auf 22,7%. Schleusenliegedauer (Abb. 8.6), Übergewicht, arterielle Hypertonie, Diabetes mellitus oder eine PTT über 50 hatten keinen Einfluß auf die MIC.

Beschwerden

Das Ausmaß der nach der Punktion der A. femoralis auftretenden Beschwerden ist vollständig erst 4 Wochen nach dem Eingriff zu bewerten. Die Zahl der Patienten mit Beschwerden nahm vom Tag nach der Untersuchung bis 4 Wochen nach der Untersuchung von 83 (5,9%) um rund 400% auf 341 (24,3%) zu. 43 (3,1%) hatten 4 Wochen nach der Untersuchung noch anhaltende Beschwerden im Punktionsgebiet. Frauen hatten signifikant (p < 0,05) häufiger Beschwerden als Männer (Abb. 8.7). 783

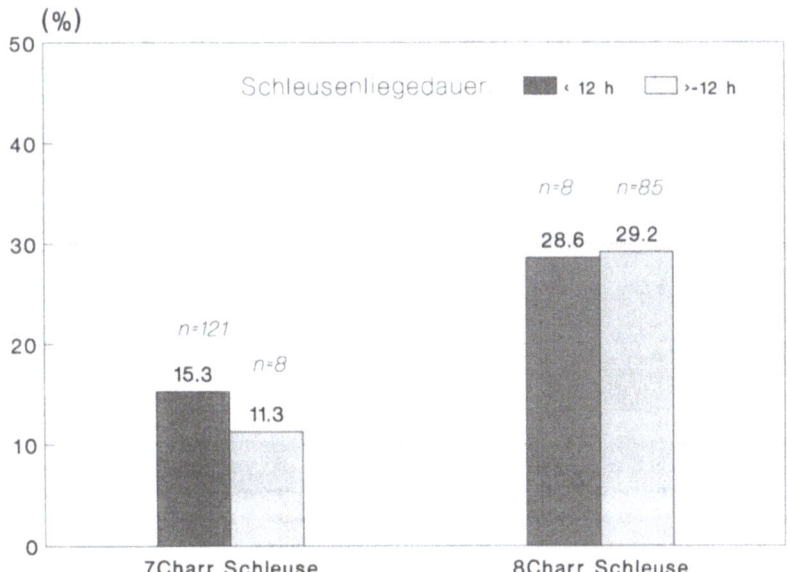

Abb. 8.6. Vergleich der Häufigkeit von „minor complications" (*MIC*) bei einer Schleusenliegedauer ≤ und >12 h: kein signifikanter Unterschied. Deutlich mehr MIC bei 8-Charr als bei 7-Charr-Schleusen (p ≤ 0,0001). Berücksichtigt wurden nur Patienten mit einer Druckverbanddauer über 12 h. MIC: flächenhaftes Hämatom oder starke Beschwerden innerhalb von 4 Wochen

(78,1%) der Männer hatten im Gegensatz zu 277 (69,6%) der Frauen überhaupt keine Beschwerden. Wie das Ausmaß der Beschwerden war auch die Beschwerdedauer geschlechtsabhängig. Das galt sowohl für die Befragung am Tag nach der Untersuchung als auch für die Ergebnisse der Telefonanamnese vier Wochen nach der Untersuchung. In Abb. 8.8 ist die von Männern und Frauen angegebene Beschwerdedauer vergleichend wiedergegeben. In allen Gruppen mit länger anhaltenden Beschwerden waren Frauen häufiger vertreten (p<0,002). Patienten bis zu einem Alter von 44 Jahren hatten am Tag nach der Untersuchung häufiger Beschwerden als ältere Patienten (p<0,005). Der Unterschied war vier Wochen nach der Untersuchung nur noch als Trend nachweisbar. Übergewichtige klagten vier Wochen nach der Untersuchung häufiger über länger anhaltende Beschwerden als normalgewichtige Patienten.

Eine Mehrfachpunktion der A. femoralis wirkte sich am Tag nach der Untersuchung signifikant auf die Beschwerdedauer aus (lediglich die Patienten mit einem Druckverband von 24 h berücksichtigt).

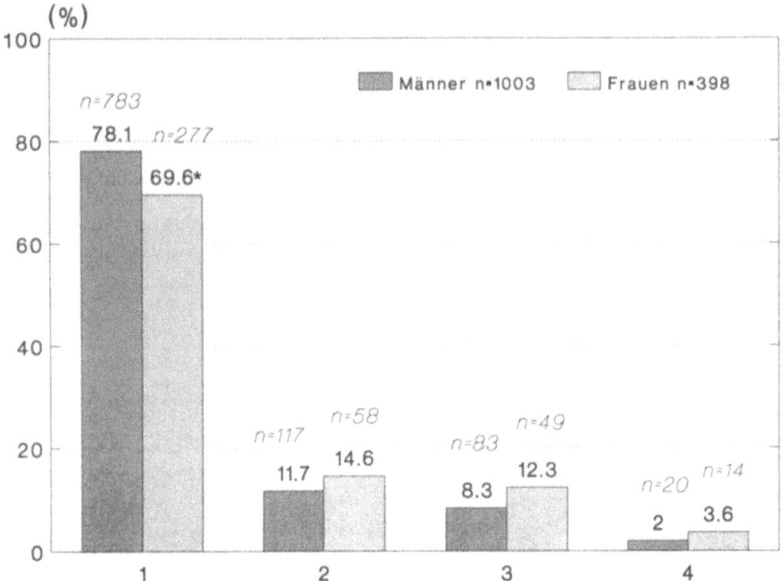

Abb. 8.7. Beschwerdestärke bei Männern und Frauen bis zur 4. Woche nach der Punktion, absolute Zahlen kursiv gedruckt. *1* keine Beschwerden, *2* geringe Beschwerden, *3* mäßige Beschwerden, *4* starke Beschwerden (signifikanter Geschlechtsunterschied: * $p \leq 0{,}001$)

In der Gruppe mit mehrmaliger Gefäßpunktion war der Anteil mit noch andauernden Beschwerden doppelt so groß (13 entsprechend 9,8%) wie in der Gruppe mit einmaliger Gefäßpunkton (52 entsprechend 4,9%; $p < 0{,}05$).

Hämatome

Sowohl am Tag nach der Katheteruntersuchung als auch nach 4 Wochen hatten Frauen öfter und größere Hämatome als Männer (Abb. 8.9). Insgesamt hatte die Zahl flächenhafter Hämatome bei 7-Charr-Schleusen vom 1. oder 2. Tag bis 4 Wochen nach der Untersuchung von 3,3% um mehr als das 3fache auf 10,8% zugenommen. Bei 8-Charr-Schleusen ergab sich im gleichen Zeitraum eine Zunahme flächenhafter Hämatome um fast das Doppelte von 12,8 auf 22,8% (Abb. 8.10). Aus den angegebenen Zahlen ist das hohe Hämatomrisiko der bei der PTCA verwendeten 8-Charr-Schleusen ersichtlich. Bei den Patienten mit 8-Charr-

Punktionsrisiken für periphere Gefäßkomplikationen und Beschwerden

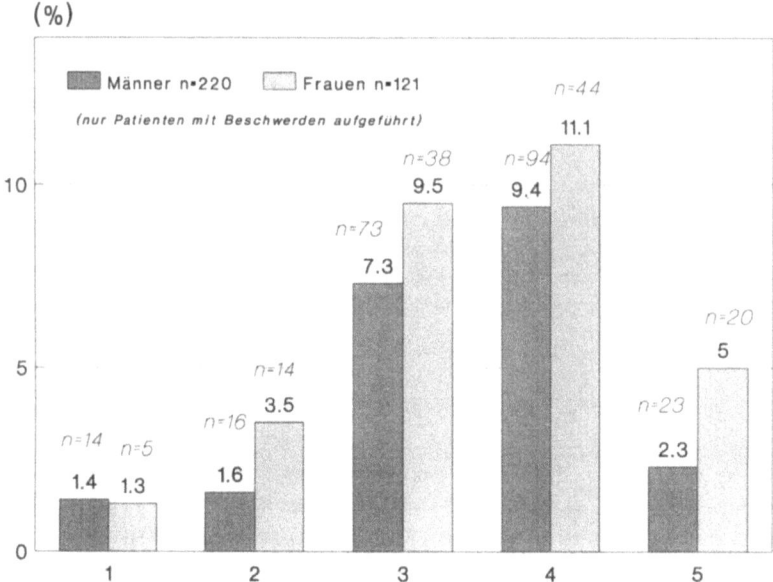

Abb. 8.8. In der 4. Woche nach Punktion angegebene Beschwerdedauer nach Geschlecht getrennt, absolute Zahlen kursiv gedruckt. *1* mehrere Stunden, *2* etwa einen Tag, *3* mehrere Tage, *4* ein bis zwei Wochen, *5* immer noch anhaltend

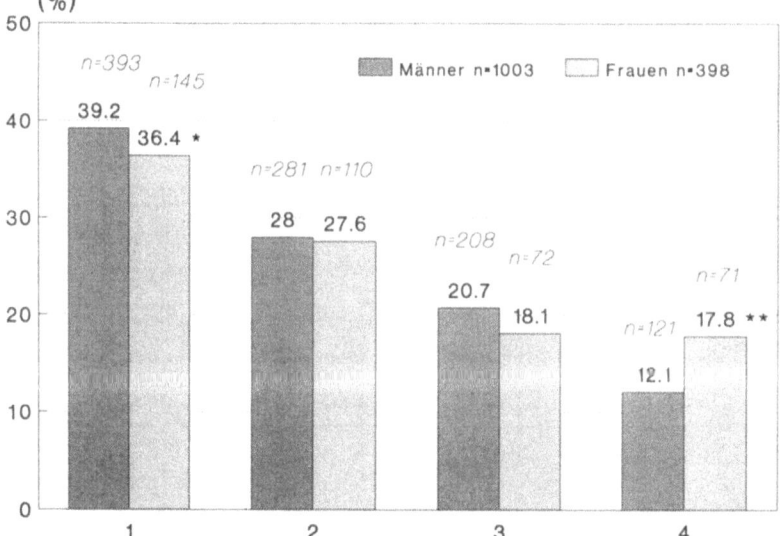

Abb. 8.9. Größe des innerhalb von 4 Wochen an der Punktionsstelle aufgetretenen Hämatoms bei Männern und Frauen. *1* kein Hämatom, *2* gering, *3* handtellergroß, *4* flächenhaft (signifikanter Geschlechtsunterschied: * $p<0,05$, ** $p\leq 0,005$)

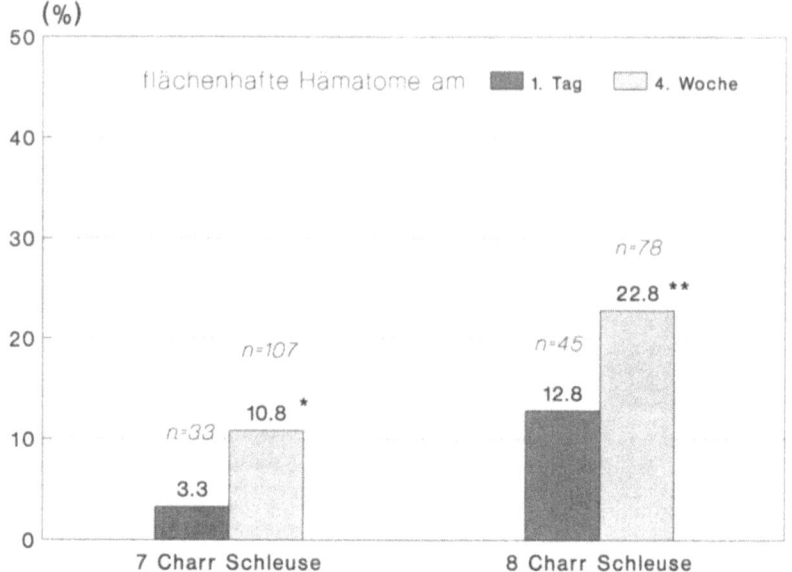

Abb. 8.10. Häufigkeit flächenhafter Hämatome am 1. Tag und 4 Wochen nach der Punktion, für Schleusengröße 7 Charr und 8 Charr getrennt dargestellt (signifikanter Unterschied: * $p < 0.001$, ** $p \leq 0.005$)

Schleusen war die Zahl flächenhafter Hämatome doppelt so hoch wie in der Patientengruppe mit 7-Charr-Schleusen. Alle Einzeldaten sind in den Abb. 8.9 bis 8.11 zusammengestellt. Ein Einfluß begleitender Maßnahmen wie der Schleusenwechsel, die bei der PTCA übliche hochdosierte Heparintherapie oder die Liegedauer der Schleuse konnte nicht nachgewiesen werden.

Diskussion

Die Häufigkeit der MAC ist sowohl bei der DHKU mit 0,5% als auch nach PTCA mit 0,7% gering. Meist handelte es sich um thrombotische Gefäßverschlüsse (4 von 8 Patienten), für deren Entstehung arteriosklerotische Gefäßwandveränderungen als Risikofaktor zu werten sind, was den in der Literatur mitgeteilten Ergebnissen entspricht [11, 17]. Eine der beiden beobachteten AV-Fisteln war am Abgang der A. femoralis profunda aufgetreten, wo die gleichnamige Vene unmittelbar unterhalb der

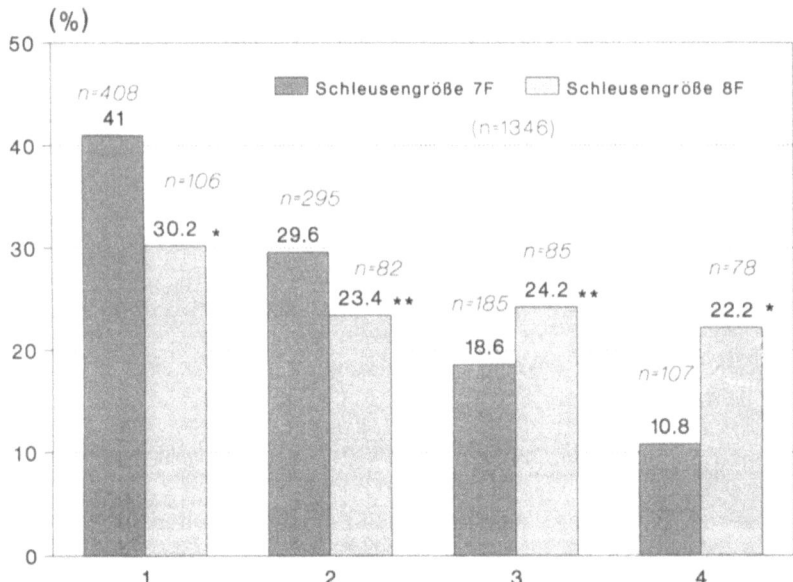

Abb. 8.11. Größe des Hämatoms an der Punktionsstelle in Abhängigkeit von der Schleusengröße. Angaben in Prozent. Bei 56 der 1401 erfaßten Patienten wurde eine Schleuse der Größe kleiner als 7 Charr bzw. größer als 8 Charr verwendet, daher n = 1346. *1* kein Hämatom, *2* geringes Hämatom (ca. 3 cm), *3* handtellergroßes Hämatom, *4* flächenhaftes Hämatom (signifikanter Unterschied: * $p \leq 0,001$, ** $p \leq 0,025$)

Arterie verläuft. Das Gefäß kann bei zu tiefer Punktion getroffen werden, was die Gefahr einer AV-Fistel vergrößert [8]. Bei zusätzlicher Punktion der V. femoralis nimmt das Risiko einer AV-Fistel ebenfalls zu [1, 13, 15, 18], so daß auch aus diesem Grund die gleichzeitige Katheterisierung des rechten Herzens einer klaren Indikationsstellung bedarf. Durch die Variationen der V. femoralis und ihrer Arterie verbleibt jedoch auch bei alleiniger Punktion der A. femoralis communis ein Restrisiko für die Entstehung von AV-Fisteln. Größere Hämatome bedürfen selten eines chirurgischen Eingriffs, nur zwei Patienten wurden aus diesem Grund operiert.

Die in der Literatur nach 1979 mitgeteilten Komplikationsraten (MAC) von 0,7% bis 1,73% und vor 1979 von maximal 14% [2–4, 6, 7, 9, 11, 12, 14, 16, 19, 20] können nur unter Berücksichtigung der bei ihrer Ermittlung verwendeten Methoden und der Punktionstechnik mit den vorliegenden Daten verglichen werden. Das gilt besonders für die von den Patienten geklagten Beschwerden sowie die Zahl und Größe der aufgetretenen Hämatome.

Nur 24% der Patienten, die in den 4 Wochen nach der Gefäßpunktion Beschwerden hatten, klagten bereits am ersten oder zweiten Tage nach der Untersuchung über Beschwerden. Die Zahl der Patienten mit flächenhaften Hämatomen nahm während des Beobachtungszeitraums von 4 Wochen nach der Verwendung von 7-Charr-Schleusen um das Dreifache von 3,3% auf 10,8% und bei 8-Charr-Schleusen um fast das Doppelte von 12,8% auf 22,8% zu. So muß bei allen retrospektiven Untersuchungen ohne klar definierten Beobachtungszeitraum durch die nach Entlassung der Patienten auftretenden und nicht erfaßten Komplikationen von einer etwas höheren als der angegebenen Komplikationsrate ausgegangen werden. Bei weiterer Verlängerung des Beobachtungszeitraums über 4 Wochen hinaus ist nicht mehr mit einer Zunahme der Komplikationsrate zu rechnen (s. auch Kap. 6).

Andererseits wird oft durch eine Zusammenfassung aller bei der Katheteruntersuchung auftretenden Komplikationen eine Differenzierung der peripheren Gefäßkomplikationen erschwert.

Bei der Bewertung der relativ hohen Zahl der MIC muß berücksichtigt werden, daß auch *subjektive* Angaben wie Beschwerdeintensität einfließen und damit die Rate an MIC auch ein Maß der mit der Gefäßpunktion bei DHKU und PTCA verbundenen subjektiven Beeinträchtigung darstellt.

Übergewicht und Diabetes mellitus haben sich im Gegensatz zu früheren Arbeiten [14, 20] nicht als „Punktionsrisiken" auf die MIC-Rate ausgewirkt. Lediglich Hypertoniker hatten signifikant häufiger MIC. Auffällig war bezüglich der MIC der hochsignifikante Geschlechtsunterschied, der am ehesten durch die bei Frauen infolge der größeren Breite des Beckens weiter angelegte Lacuna vasorum zu erklären ist. Auch ist das Lig. lacunare im medialen Winkel der Lacuna vasorum bei Frauen schwächer ausgebildet oder fehlt völlig (s. Kap. 2), so daß die Ausbreitung von Hämatomen begünstigt wird [22].

Die Schleusenliegedauer hatte keinen Einfluß auf die MIC. Um vergleichbare Kollektive zu erhalten, wurden jeweils nur Patienten mit 7- bzw. 8-Charr-Schleusen mit einer Schleusenliegedauer über und unter 12 h verglichen. Der hochsignifikante Unterschied der MIC zwischen 7- und 8-Charr-Schleusen kann wahrscheinlich nicht allein der Größendifferenz der Schleusen zugeschrieben werden, sondern liegt an einer Vielzahl von Einflußfaktoren, die bei der PTCA zusammentreffen (nur bei der PTCA werden 8-Charr-Schleusen verwendet), obwohl sich zwischen vergleichbaren Kollektiven kein Einfluß der bei 8-Charr-Schleusen meist längeren Liegedauer, der erhöhten Heparinzufuhr oder des Schleusenwechsels ergeben hatte.

Da mit der Anzahl der Fehlpunktionen der A. femoralis die MIC signifikant ansteigt, ist bei ungeübten Untersuchern mit einer höheren MIC-Rate zu rechnen und andererseits bei den betroffenen Patienten eine besonders sorgfältige Nachsorge erforderlich. Neben dem bereits erwähnten höheren AV-Fistel-Risiko bei zusätzlicher Punktion der V. femoralis steigt auch die MIC-Rate. Eine regelmäßige Rechtsherzkatheteruntersuchung im Rahmen der Koronarangiographie ist daher nicht vertretbar.

Zusammenfassung

Die Häufigkeit der „major complications" (MAC: operativer Eingriff, anhaltender Funktionsverlust) ist sowohl bei der diagnostischen Herzkatheteruntersuchung (DHKU: n = 994) mit 0,5% als auch nach der perkutanen transluminalen Koronarangioplastie (PTCA: n = 407) mit 0,7% gering. Meist handelte es sich um thrombotische Gefäßverschlüsse (4 von 8 Patienten). Bei den „minor complications" (MIC: flächenhafte Hämatome, starke Beschwerden), in die auch die subjektive Beeinträchtigung der Patienten eingeht, zeigte sich nach der DHKU bei Frauen mit 66 (22,3%) MIC gegenüber 89 (12,8%) MIC bei Männern (p = 0,001) ein deutlich höheres Risiko des weiblichen Geschlechts. Das Ausmaß der nach der Punktion der A. femoralis auftretenden Beschwerden ist erst 4 Wochen nach dem Eingriff vollständig zu bewerten. Die Zahl flächenhafter Hämatome stieg in der Zeit vom 1. oder 2. bis zum 28. Tag nach der Untersuchung von 3,3% auf 10,8% (7-Charr-Schleusen). Nach der Verwendung von 8-Charr-Schleusen war die Zahl flächenhafter Hämatome doppelt so hoch wie bei den Patienten, die über eine 7-Charr-Schleuse katheterisiert worden waren. Bei zusätzlicher Punktion der V. femoralis nehmen die MIC und das Risiko einer AV-Fistel zu, so daß bei der Diagnostik der koronaren Herzerkrankung die Rechtsherzkatheteruntersuchung einer strengen Indikationsstellung bedarf.

Literatur

1. Altin RS, Flicker S, Naidech HJ (1989) Pseudoaneurysm and arteriovenous fistula after femoral artery catheterization: Association with low femoral punctures. Department of Radiology, Deborah Heart and Lung Center, Browns Mills, NJ 08015. AJR 152(3): 629–631
2. Barnes RW, Petersen JL, Krugmire RB, Strandness DE (1974) Complications of percutaneous femoral arterial catheterization: Prospective evaluation with the doppler ultrasonic velocity detector. Am J Cardiol 33: 259–263

3. Brener BJ, Couch NP (1973) Peripheral arterial complications of left heart catheterization and their management. Am J Surg 125:1118–1123
4. Davis K, Kennedy JW, Kemp HG, Judkins MP, Gosselin AJ, Killip T (1979) Complications of coronary arteriography from the collaborative study of coronary artery surgery (CASS). Circulation 59:1105–1112
5. Gleichmann U, Mannebach H, Lichtlen P (1988) 4. Bericht über Struktur und Leistungszahlen der Herzkatheterlabors in der Bundesrepublik Deutschland. Z Kardiol 77:681–685
6. Green GS, McKinnon CM, Rosch J, Judkins MP (1972) Complications of selective percutaneous transfemoral coronary arteriography and their prevention: A review of 445 consecutive examinations. Circulation 45:552–557
7. Hessel SJ, Adams DF, Abrams HL (1981) Complications of angiography. Radiology 138:273–281
8. Igidbashian VN, Mitchell DG, Middleton WD, Schwartz RA, Goldberg BB (1989) Iatrogenic femoral arteriovenous fistula: Diagnosis with color Doppler imaging. Department of Radiology, Thomas Jefferson University Hospital, Jefferson Medical College, Philadelphia, PA 19107, Radiology, 170 (3 Pt 1):749–752
9. Jacobsson BO, Schlossman D (1968) Thromboembolism of leg following percutaneous catheterisation of femoral artery for angiography: Predisposing factors. Acta Radiol Diagn 8:109–117
10. Judkins MP (1967) Percutaneous transfemoral selective coronary arteriography. Radiol Clin North Am 6:467–492
11. Kloster FE, Bristow JD, Griswold HE (1970) Femoral artery occlusion following percutaneous catheterization. Am Heart J 79(2):175–180
12. Kottke BA, Fairbairn JF, Davis GD (1964) Complications of aortography. Circulation 30:843–847
13. Kron J, Sutherland D, Rosch J, Morton MJ, McAnulty JH (1985) Arteriovenous fistula: A rare complication of arterial puncture for cardiac catheterization. Am J Cardiol 55(11):1445–1446
14. Lang EK (1963) A survey of the complications of percutaneous retrograde arteriography: Seldinger technique. Radiology 81:257–263
15. McMillan I, Murie JA (1984) Vascular injury following cardiac catheterization. Br J Surg 71(11):832–835
16. Mortensen JD (1967) Clinical sequelae from arterial needle puncture, cannulation and incision. Circulation 35:1118–1123
17. Orcutt MB, Levine BA, Gaskill HV, Sirinek KR (1985) Iatrogenic vascular injury. A reducible problem. Arch Surg 120(3):384–385
18. Picus D, Totty WG (1984) Iatrogenic femoral arteriovenous fistulae: Evaluation by digital vascular imaging. AJR 142(3):567–570
19. Ross RS (1968) Arterial complications in cooperative study on cardiac catheterizations. Circulation [Suppl III] 37:39–41
20. Skillman JJ, Kim D, Baim DS (1988) Vascular complications of percutaneous femoral cardiac interventions. Incidence and operative repair. Charles A. Dana Research Institute, Department of Surgery, Harvard Medical School, Boston, MA. Arch-Surg 123 (10):1207–1212
21. Sones FM, Shirey EK (1962) Cine coronary arteriography. Mod Conc Cardiovasc Dis 31:735
22. Wachsmuth W, Lanz T von (1972) Praktische Anatomie: Bein und Statik. Springer, Berlin Heidelberg New York

9 Diagnostik und Therapie der Komplikationen nach Punktion der A. femoralis

C. ÖZBEK

Einleitung

Die invasiven angiologischen Untersuchungstechniken und Therapiemethoden sind mit vielfältigen, zum Teil gravierenden Risiken behaftet [4, 12, 14, 15, 19]. Die auftretenden Nebenwirkungen erfordern eine rasche Diagnostik, wobei die Grunderkrankung des Patienten einen erheblichen Einfluß auf die Wahl sowie den Zeitpunkt der therapeutischen Maßnahmen und nicht zuletzt auf den Ausgang ausübt.

Abgesehen von typischen und der speziellen Untersuchung zuzuordnenden Komplikationen, wie dem Auftreten eines Myokardinfarkts anläßlich der Herzkatheteruntersuchung, sind die untersuchungsabhängigen Komplikationen des arteriellen Zugangs und Verletzungen der betreffenden Gefäße zu berücksichtigen [11].

Auch ohne direkte Punktion können Thrombosen im Bereich der Begleitvenen entstehen und zu Lungenembolien führen, deren klinisches Erscheinungsbild bekanntlich vom uncharakteristischen Hüsteln bis zum plötzlichen Tod reicht. Manche Nebenwirkungen, wie die vagalen Reaktionen, können bereits vor Beginn der Untersuchung auftreten, andere wiederum, wie eine Hyperthyreose nach Kontrastmittelapplikation bei unerkannten Adenomen in Endemiegebieten, erst Wochen danach.

Spezielle Komplikationen

Nachfolgend werden die Komplikationen im einzelnen abgehandelt. Vagale Reaktionen und Blutungen sind dabei als häufige, die übrigen als weitaus seltenere, aber mögliche Komplikationen einzustufen.

Vagale Reaktionen

Vagale Reaktionen bei Punktionen der A. femoralis sind nicht selten. Die Angst vor der Untersuchung und der ungewohnten Umgebung als ihre Hauptursache werden von dem Patienten nicht immer bewußt wahrgenommen.

Die vagalen Reaktionen treten gewöhnlich unmittelbar nach Beginn der Untersuchung auf. Seltener können sie vor Beginn oder nach Ende der Untersuchung beobachtet werden. Ihr „Auftreten" nach Abschluß oder gegen Ende der Untersuchung sollte immer Anlaß sein, nach anderen Ursachen wie zerebraler Embolie, Blutung etc. zu suchen. Eine unzureichende Anästhesie begünstigt das Auftreten der in der Regel harmlosen, aber unerwünschten Reaktion. Meist sind die Patienten vom Aspekt her auffällig: Sie sind blaß und schweigsam.

Tritt eine Schweißbildung auf, so ist eine spontane Reversibilität nicht mehr zu erwarten und ein medikamentöses Eingreifen erforderlich. Je früher dies geschieht, um so eher lassen sich der Zustand stabilisieren und unnötige Zeitverluste auf dem Untersuchungstisch vermeiden. Wir
▷ verabreichen in Kombination 1 Amp. Atropin (=0,5 mg) und ½ Amp. Akrinor (=1 ml) vorab und dosieren weitere Gaben nach Effekt, wobei 2 Amp. Atropin und 2 Amp. Akrinor (=4 ml) kaum überschritten werden. Vor überschießender Korrektur sei ausdrücklich gewarnt, da mit einer Tachykardie und unerwünschtem Blutdruckanstieg zu rechnen ist. Eine leichte Sedierung des Patienten (z. B. mit 5 mg Diazepam) nach erster Stabilisation des Kreislaufs erweist sich in diesem Zusammenhang als nützlich. Auch bei Entfernung der Schleuse und dem Abdrücken des Gefäßes häufen sich diese Reaktionen. Die Therapie ist die gleiche, wiewohl noch mehr auf eine adaptierte Blutdrucksteigerung zu achten ist, da bei überschießender Korrektur die Rate der Blutungskomplikationen zunimmt.

Blutungen und Hämatome

Blutungen und Hämatome sind die häufigste Komplikation der arteriellen Punktionen. Allerdings variiert ihre klinische Wertigkeit von einem irrelevanten „blauen Fleck" bis zu einer lebensbedrohlichen retroperitonealen Blutung mit Schock, welche der Notoperation bedarf.

Blutungen

Die akuten Blutungen können bereits während und nach Abschluß der Untersuchung bis zum Ziehen der Schleuse oder am häufigsten nach

Entfernung der Schleuse auftreten. Die meisten Hämatome entstehen nach dem Entfernen der Schleuse (vgl. S. 31). Blutungen während der Untersuchung erreichen bei sorgfältiger Punktion kaum je ein problematisches Ausmaß. Manchmal werden kleinere Hautgefäße durch die Anästhesienadel getroffen oder das zu punktierende Gefäß selbst wird bei komplizierter Punktion oder Mehrfachpunktion verletzt. Solche Blutungen persistieren selten und kommen meist nach Einführen der Schleuse zum Stillstand. Bei häufigen, frustranen Punktionsversuchen nimmt das Komplikationsrisiko rasch zu, was durch ein rechtzeitiges Wechseln auf die andere Seite vermieden werden kann.

Blutungen im Schleusenbereich nach der Untersuchung sollten stets Anlaß sein, die Dichtigkeit der Schleuse zu überprüfen, da ein herausgerutschter Mandrin oder eine undichte Verschlußkappe die häufigsten Ursachen sind. Bei Blutungen, die sich eindeutig als Blutung aus dem Stichkanal neben der Schleuse identifizieren lassen, sollte man sich der Faustregel erinnern „Je besser sichtbar, desto weniger schlimm". Nicht selten wird reflexartig und ohne Rücksicht auf die vorangehende gerinnungshemmende Medikation die Schleuse entfernt, obwohl bei geringer Sickerblutung genügend Zeit vorhanden ist, die Gerinnungshemmung aufzuheben und die Schleuse erst dann zu entfernen.

Nahezu regelhaft fatal wirkt sich aus, wenn in Zusammenhang mit einer Lysebehandlung Schleusen von Unerfahrenen wegen geringer Sickerblutung entfernt werden. Ist andererseits eine solche Blutung durch zusätzliche Kompression bei liegender Schleuse nicht zuverlässig zu unterdrücken – nicht nur nach außen – und läßt sich eine Medikamentenwirkung als Ursache ausschließen, so ist die Schleusenentfernung mit langer Kompression der einzige Ausweg. Beim Entfernen der Schleusen besteht in Abhängigkeit von der Dicke der verwendeten Schleuse eine Blutungsneigung von bis zu 30 min. In diesem Zeitraum muß die Punktionsstelle komprimiert werden. Dabei ist es völlig ausreichend, mit einem oder zwei Fingern lokalisiert einen leichten bis mäßigen Druck auszuüben, so daß die Fußpulse noch palpabel bleiben. Ein gewaltsames Abdrücken des gesamten Gefäßes mit der geballten Faust ist nicht zu empfehlen, da Ischämien des Beines und einem lokalen Verschluß der Arterie Vorschub geleistet wird. Letzteres ist erfreulicherweise im Bereich der Leiste selten, während am Arm bei dieser Art der Kompression mit Regelmäßigkeit eine Okklusion beobachtet werden kann. Bei großlumigen Schleusen (13–14 Charr) oder bei Patienten, die die Leistenberührung als unangenehm empfinden oder nicht vertragen, besteht während des Ziehens der Schleuse die Gefahr, daß sie das Bein anziehen oder die Muskulatur verspannen. Dadurch wird ein Abdrücken der Punktionsstelle erschwert. Schon innerhalb weniger Sekunden kann dabei ein beträchtliches Hämatom um das Gefäß herum entstehen, das 1) beim weiteren Kompressionsversuch dem Patienten anhaltende Schmerzen verursacht und dadurch die Verkrampfung der Muskulatur verstärkt und 2) allein durch die Einblutung um die Punktionsstelle Anlaß zur Ausbildung eines pulsierenden Hämatoms (Aneurysma spurium) gibt. Wir haben uns daher angewöhnt, in solchen Fällen regelmäßig eine Sedierung (z.B. mit 5-10 mg Diazepam) vorzunehmen, wobei auch die kombinierte Gabe mit Opiaten in kritischen Fällen hilfreich ist. Die Sedierung erscheint uns in diesen Fällen schonender als die spätere Hämatomausräumung, auch wenn zunächst eine größere Anzahl von Patienten behandelt werden muß. Unmittelbar nach einer Lysebehandlung ist das Ziehen von Schleusen unbedingt zu vermeiden. Nach Gabe fibrinunspezifischer Substanzen, wie Streptokinase, Urokinase oder Acyl-Streptokinase kann die Hypofibrinogenämie unterschiedlich lange persistieren. Wir haben uns daher zur Regel gemacht, die Schleusen bei solchen Patienten erst bei einem Wiederanstieg des Fibrinogens auf mindestens 80 mg% und darüber zu entfernen.

Abgesehen von intraabdominalen Blutungen sind wesentliche hämodynamische Reaktionen aufgrund der Hämatome nicht zu erwarten. Eine Kreislaufdepression ist meist die Folge einer begleitenden vagalen Reaktion und bedarf einer spezifischen Therapie, während Bluttransfusionen nur sehr selten erforderlich werden.

Eine seltene, aber letztlich nur chirurgisch zu beherrschende Komplikation bieten Blutungen ins Retroperitoneum bzw. intraperitoneale Blutungen bei zu hoher Punktion oberhalb des Leistenbands. Über Blutungen, die bis zum Scrotum reichen und hier zu Kompressionserscheinungen des Hodens geführt haben, wurde berichtet. Bei solchen ungehinderten Blutungen ist mit der Ausbildung eines Schockzustands zu rechnen [10, 13]. Begleitende vagale Reaktionen mit EKG-Veränderungen erfordern nach kardialen Eingriffen die differentialdiagnostische Abgrenzung gegenüber einem Myokardinfarkt mit erheblichen differentialtherapeutischen Konsequenzen.

Hämatome

Faktoren wie Schleusengröße, Bluthochdruck, Anzahl der Punktionsversuche, die die Hämatomgröße nach Punktionen der A. femoralis nachweisbar direkt beeinflussen, wurden in Kap. 8 am Zahlenbeispiel der Herzkatheteruntersuchung dargelegt. Auch die Liegedauer der angelegten Verbände weist offenkundig Einflüsse auf die zumindest sichtbare Hämatomgröße mit umgekehrter Relation auf.

Allerdings sollte in diesem Zusammenhang nicht vergessen werden, daß Druckverbände den venösen Abfluß des Beines beeinträchtigen und zur Ausbildung von tiefen Beinvenenthrombosen mit Gefahr der Lungenembolie führen können.

Eine nicht sehr exakt quantifizierbare Größe ist das sachgerechte Abdrücken der Punktionsstelle. Bei unkomplizierter Punktion und primär erfolgreicher, sachgerechter Kompression der Punktionsstelle kann der Patient auch ohne Druckverband behandelt werden. Man kann ihm auch erlauben, bereits nach 4 h aufzustehen, ohne daß hierdurch eine höhere Komplikationsrate zu befürchten ist. Ebenfalls wichtig ist, daß Patienten darüber aufgeklärt werden, in den ersten 24 h nach dem Entfernen der Schleuse nicht zu pressen (Patienten mit Miktionsbeschwerden und Obstipationsneigung). Patienten mit starkem Hustenreiz sollten mit Codein versorgt werden. Auch das Treppensteigen in den ersten 24 h sollte unterbleiben. Wir haben bislang keine Notwendigkeit gesehen, einen Patienten innerhalb von 48 h nach einer Femoralarterienpunktion körperlich zu belasten. Bei größeren Hämatomen besteht die Gefahr, daß sie zur Kompression der Vene und Nerven mit Lähmungserscheinungen führen. In diesen Fällen wird sich eine chirurgische Ausräumung nicht umgehen lassen, obwohl sonst die Indikation zu Hämatomausräumungen streng zu stellen ist. Bei der überwiegenden Mehrzahl der Hämatome handelt es sich um diffuse Einblutungen, die auch vom Chirurgen nicht oder nur unvollständig entfernt werden können. Hämatombildungen sind auch wegen der Gefahr der Infektion und der Ausbildung von Aneurysmen von klinischer Bedeutung. Die Fluktuation von Hämatomen ohne Schmerz weist nicht immer auf eine Infektion, sondern auf eine Verflüssigung des Hämatoms hin. Punktionsversuche sollten aber nur bei ausgeprägten Befunden mit Spannung der Haut durchgeführt werden, da sie eine Quelle für Keimeinschleppung bieten und zudem häufig unergiebig sind.

Perivasale Hämatome können bei Defektheilung zu einer erheblichen Verdickung und Verhärtung im Bereich der Arterie beitragen. Kalkeinlagen kommen in solchen Bezirken ebenfalls vor und können bei eventuell erforderlichen Folgepunktionen zu einem ernsthaften Hindernis werden. Im Gegensatz zur Diagnose von falschen Aneurysmen ist der Ultraschall zur Diagnose und Größenbestimmung der Hämatombildung gut geeignet und in den meisten Fällen auch ausreichend. Präoperativ sollte jedoch eine intravenöse digitale Subtraktionsangiographie (i.v.-DSA) mit der Frage der möglichen Lokalisation der Punktionsstelle/Punktionsstellen (kontralaterale Seite!) erfolgen, um dem Patienten Zweiteingriffe zu ersparen. Retroperitoneale Hämatome werden mittels Computertomographie (CT) diagnostiziert.

Aneurysmen

Unter dem Begriff Aneurysma wird eine Erweiterung der Gefäßwand samt aller Schichten definiert. Davon abzugrenzen sind Aneurysmen, die nicht alle Schichten der Gefäßwandung betreffen und unter dem Begriff Aneurysma spurium zusammengefaßt werden. Bei Punktionen der A. femoralis auftretende Aneurysmen sind meistens letzterer Art. In situ ist die Punktionsstelle von einem Hämatom umgeben, wobei eine kugelförmige Höhle der Punktionsstelle aufsitzt. Dopplersonographisch und angiographisch kann man den erhaltenen Blutfluß in dieser Höhle nachweisen. Der Nachweis eines erhaltenen Blutflusses bestätigt einerseits die Diagnose und erklärt andererseits die besondere Pathophysiologie des pulsierenden Hämatoms. Durch den wirbelnden Blutfluß wird eine Thrombosierung der Höhle erschwert und findet nicht statt. Die Höhlenwand wird vollständig von einer Fibrinmembran ausgekleidet. Bei Beschwerden im Bereich eines Hämatoms ist die Diagnose eines pulsierenden Hämatoms deshalb wichtig, da nach Stellung der Diagnose über die Indikation zum operativen Vorgehen wenig Zweifel bestehen kann, wobei aber der geeignete Zeitpunkt definiert werden muß. Er hängt im wesentlichen von äußeren Umständen und vom Allgemeinzustand des Patienten, vom vorangehenden Eingriff und von der Grunderkrankung ab. Bei seriellen Untersuchungen mittels Dopplersonographie wird eine größere Anzahl von Aneurysmen, die klinisch wenig symptomatisch oder stumm abheilen, gefunden. Für die Diagnose und Operationsplanung notwendig und ausreichend ist eine i.v.-DSA in leicht außenrotierter Stellung des Beines. Bei niedrigem Herzminutenvolumen oder vorgeschalteten Stenosen kann *ausnahmsweise* eine konventionelle arterielle Darstellung erforderlich werden, da sie zur Differentialdiagnose zwischen dem banalen Hämatom und dem Aneurysma generell nichts beiträgt. Dopplersonographische Verfahren mögen in erfahrenen Händen der neuerlichen Kontrastmittelapplikation vorgeschaltet werden, zumal auch durch sie Blutfluß im Extravasalraum recht zuverlässig erkannt wird [18]. Klinisch unterscheiden sich die genannten Aneurysmen von blanden Hämatomen durch deutliche Beschwerden des Patienten [17]. Es bestehen Zeichen der lokalen Entzündung mit punktuellem Palpationsschmerz und einer mehr oder minder ausgeprägten Rötung und Überwärmung der Haut. In Einzelfällen kann man die fortgeleiteten Pulsationen bereits recht gut mit dem bloßen Auge erkennen. Eine Leukozytose ist nahezu regelmäßig nachzuweisen, ohne daß eine bakterielle Infektion vorliegen muß. Die BSG ist auf maximale Werte beschleunigt. Zur Überbrückung der Zeit bis zur OP haben sich eiskalte Krawatten zur lokalen Kühlung bewährt.

Die arteriovenöse Fistel

Durch die anatomische Nachbarschaft der Beinarterien zu den Beinvenen besteht die Gefahr der Ausbildung einer arteriovenösen Fistel, einer besonderen Form der Aneurysmabildung. Solche Fistelbildungen setzen immer eine Punktion beider Gefäßsysteme voraus, sei es gewollt, wie beim gleichzeitigen Eingang in das venöse und das arterielle System, sei es ungewollt durch eine versehentliche venöse Punktion. Unbeabsichtigte venöse Punktionen werden häufiger beobachtet, wenn die Punktion von lateral kaudal nach medial kranial außen erfolgt oder wenn sie zu weit kaudal vom Leistenband aus erfolgt, da hier die Arterie die Vene überkreuzt [1] (s. auch Abb. 2.10). Bei Rechtshändern ist nach Punktion der linken Leiste eine solche Fistelbildung häufiger anzutreffen als nach Untersuchung der Gegenseite. Die Fistel wird in der Regel im Anschluß an eine Hämatomausbildung manifest, ohne daß die klinischen Zeichen eines Aneurysma spurium im Vordergrund stehen (wie oben beschrieben). Fistelbildungen können Tage nach der Untersuchung entstehen bzw. erst Tage danach klinisch manifest werden [6]. Das anschließende Vorgehen (einschließlich weiterer Diagnostik) hängt seltener vom Lokalbefund ab, der in der Regel „blande" in Erscheinung tritt (daher auch nicht selten übersehen wird!), häufiger jedoch von den hämodynamischen Auswirkungen, die ihrerseits nicht sicher quantifizierbar sind. Ein peripherer Druckanstieg bei Kompression der Fistel und Druckabfall in der Pulmonalarterie sind ebenso wie eine klinische Verschlechterung des Patienten als Zeichen eines relevanten Shuntvolumens anzusehen. Die entstehenden Fisteln erreichen jedoch selten ein Ausmaß, das einen notfallmäßigen Eingriff erfordert. Da sich etwa die Hälfte dieser Fisteln spontan verschließt, erscheint ein konservatives Vorgehen gerechtfertigt. Die Aussichten auf einen spontanen Verschluß werden bei Einnahme von Antikoagulanzien zwar gemindert, aber auch hier sollte zunächst stets der spontane Verlauf beobachtet werden. Bei einer durch die Grunderkrankung indizierten Operation kann mit den Chirurgen über den gleichzeitigen Fistelverschluß diskutiert werden. Zur präoperativen Diagnostik bevorzugen wir die konventionelle arterielle Angiographie, obwohl eine Diagnosesicherung nicht-invasiv mittels Dopplersonographie [9] und mittels i.v.-DSA [16] möglich ist.

Gefäßverschlüsse

Gefäßverschlüsse nach Punktion der A. femoralis beruhen auf unterschiedlichen Pathomechanismen und bedürfen daher unterschiedlicher

Diagnostik und Therapie. Da der Verdacht bei den meist ausgeprägten Ischämiesymptomen schnell aufkommt, ist ein Übersehen des Befundes kaum möglich. Schwierigkeiten können allerdings bei der Festlegung des therapeutischen Vorgehens auftreten, wobei ein exakt dokumentierter Ausgangsstatus der Fußpulse eine bedeutsame Hilfestellung leistet. Bei vorbestehenden Stenosen *oberhalb der Punktionsstelle* besteht immer die Gefahr, daß bei liegender Schleuse durch die zusätzliche Einengung ein Verschluß, zumindest aber klinische Zeichen eines Verschlusses auftreten. Bereits ab einer Schleusengröße von 9F ($=3$ mm) wird dieses Phänomen klinisch relevant, kann aber auch bei Verwendung dünner Schleusen beobachtet werden. Häufig ist in solchen Fällen der Fußpuls zumindest dopplersonographisch noch nachweisbar, insbesondere, wenn er vorher palpiert werden konnte. Die Therapie besteht in der Entfernung der Schleuse und der entsprechend vorsichtigen Kompression der Punktionsstelle. Die Gabe von Nitroglyzerin über die Schleuse vor ihrer Entfernung und der Einsatz von Ca-Antagonisten, wie wir sie routinemäßig nach allen Punktionen in der Ellenbeuge vornehmen, kann auch in diesen Fällen durch Weitstellung der Gefäße zu einer schnelleren Erholung des Beines beitragen. Falls Zweifel an der ursächlichen Rolle der Schleuse an der ischämischen Situation bestehen, sollte die Schleuse unter angiographischer Kontrolle gezogen werden. Dabei kann über die Schleuse Kontrastmittel verabreicht und dem Patienten so eine erneute Punktion erspart werden. Eine andere, relativ einfache differentialdiagnostische Möglichkeit der Klärung besteht darin, die Schleuse über einen Führungsdraht zu entfernen und die Entwicklung der ischämischen Symptome bei vorsichtiger Kompression der Punktionsstelle zu beobachten.

Verschlüsse des Gefäßes *an der Punktionsstelle* nach Entfernung der Schleuse treten häufiger durch Kompressionsfehler als durch Punktionsfehler auf. Letztere werden z. B. bei lokalen Dissektionen, die bis zur Entfernung der Schleuse durch die Schleuse selbst stabilisiert wurden, manifest. Bei zu heftiger und langer Kompression ist die Ausbildung eines lokal verschließenden Thrombus möglich; auch schnürende Binden können hierzu beitragen. Bei sachgerechter Punktion und Kompression im Bereich arteriosklerotischer Plaques können – nach anfänglich unauffälligem Verlauf – spontan über Stunden sich entwickelnde Verschlüsse auftreten, wobei zunehmende Preßstrahlgeräusche ein verdächtiges und ungünstiges Zeichen sind. Es handelt sich wohl um überschießende Gerinnungsvorgänge an geschädigtem Endothel. Da in solchen Fällen gleichzeitig meist ein äußerliches Hämatom beobachtet wird, ist die therapeutische Antikoagulation nicht unproblematisch. Bei manifesten Ischämiezeichen ist ein rasches operatives Vorgehen unumgänglich, bei relativer Ischämie ohne Ischämieschmerz mit geringer Temperaturdifferenz oder dopplersonographisch nachweisbarem Fluß kann unter einer adaptierten Antikoagulation (d.h. nach aPTT 80–120 s, wobei die Blutung zu beobachten ist) mit Heparin in Absprache mit den Chirurgen abgewartet werden. Eine schlechte Prognose weisen akute Verschlüsse distal der Punktionsstelle nach Entfernung der Schleuse auf. In der Regel sind sie auf eine Thrombembolie zurückzuführen, wobei sich der Thrombus während der Verweildauer der Schleuse an ihrer Spitze bildet und beim Herausziehen der Schleuse aus der Punktionsstelle abgestreift wird. Auch ein Abbröckeln von arteriosklerotischem Material von der Gefäßwand, lokal intravasal an der Punktionsstelle entstandene Thromben und ihre Embolisationen können ursächlich in Frage kommen [5].

Die Beschwerden treten abrupt und in zeitlichem Zusammenhang mit der Schleusenentfernung auf, wobei ein beschwerdefreies Intervall bis zu einigen Stunden diese Pathogenese nicht ausschließt. Da der Embolus sich auf ein gering oder überhaupt nicht kollateralisiertes Gefäßgebiet abrupt aufpfropft und wohl durch schnelles appositionelles (retrogrades) Wachstum vergrößert, sind die klinischen Symptome heftig und rasch progredient. Der Versuch eines konservativen Vorgehens ist keinesfalls gerechtfertigt, da es kaum gelingt, durch Heparin den embolischen Verschluß zu beseitigen. Auch die systemische Lysetherapie bietet unseres Erachtens keine Alternative, da das Blutungsrisiko an der Punktionsstelle erheblich ist [8].

In Absprache mit dem Chirurgen ist die Operation vorzubereiten. Ist vor dem rekonstruktiven Eingriff eine konventionelle arterielle Darstellung erforderlich, so wird diese von der gegenüberliegenden Leiste aus durchgeführt. In solchen Fällen ist es möglich, einen Versuch zur mechanischen Rekanalisation zu unternehmen, was auch mit einer lokalen Lysetherapie kombiniert werden kann. Diese experimentellen Maßnahmen sind in Absprache mit dem Operateur zu treffen, wobei die Resultate der Chirurgie mittelfristig ebenfalls als enttäuschend bezeichnet werden müssen [7, 20]; mit Amputationen muß gerechnet werden.

Dissektion

Dissektionen von Gefäßen sind bedeutende und weittragende Komplikationen der angiographischen Verfahren. Bei arteriosklerotischen Gefäßen ist die Dissektionsmöglichkeit in allen Gefäßabschnitten gegeben. Häufig wird die Dissektion durch den Führungsdraht ausgelöst. Der mit Druck vorgeschobene Draht bleibt dabei an einem Plaque hängen und gelangt intramural zwischen Intima und Media. Wird er unbemerkt

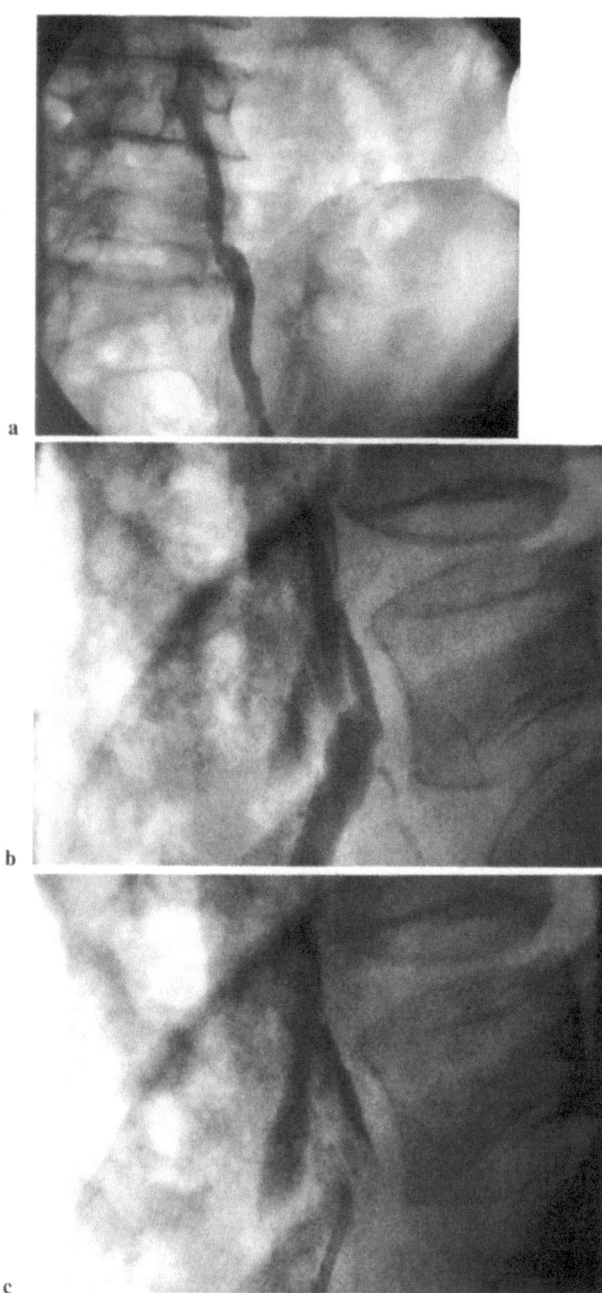

Diagnostik und Therapie der Komplikationen nach Punktion der A. femoralis

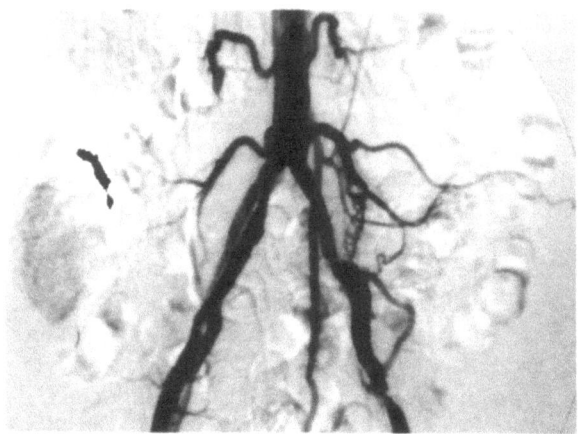

Abb. 9.1. a A. iliaca communis interna und externa links bei einem Patienten mit bekannter Dissektion der A. iliaca rechts (*streng a.-p.-Aufnahme*). Gut erkennbar sind zwei hochgradige Stenosen: eine *am unteren Bildrand*, eine weitere *in Bildmitte*, in Nähe der Darmbeinschaufel. **b, c** Seitliche Aufnahme des gleichen Patienten nach dem Versuch, die proximale Stenose mittels Draht zu passieren, mit der Folge einer kurzstreckigen Dissektion. Kontrastmittel im wahren Lumen (**b**) nach Abfluß des Kontrastmittels aus dem wahren Lumen sichtbare Kontrastierung im falschen Lumen (**c**). **d** Arterielle digitale Subtraktionsangiographie zur Kontrolle ca. 1 h nach der Dissektion. *Links* keine Extravasate von Kontrastmittel erkennbar. *Rechts* doppellumige A. iliaca nach Dissektion bei einer Untersuchung vor über 2 Jahren

weitervorgeschoben, trennt er die Intima von der Media im gesamten Verlauf ab (Abb. 9.1 a–d). Eine solche Dissektion kann bei Eintritt des Drahtes in die „richtige" Schicht zwischen Media und Intima auch in geübten Händen durchaus unbemerkt verlaufen, bedenkt man, daß nur ein mäßiger Injektionsdruck bei ungünstiger Katheterlage ausreichen kann, Gefäße langstreckig zu dissezieren.

Wird die intramurale Lage frühzeitig bemerkt, kann der Draht unter Durchleuchtung zurückgezogen werden, wobei sich bei J-Drähten die Spitzenkrümmung verbraucht und auf die inkorrekte Lage des Drahtes hinweist. Beim Wiedereintritt in das richtige Gefäßlumen nimmt der Draht erneut seine gekrümmte Ausgangsform an. Solche durch den Draht verursachten kurzen Verletzungen führen kaum zu ernsthaften klinischen Komplikationen oder Beschwerden, da wohl die Intimaverletzung klein bleibt und kaum je eine Einblutung erlaubt. Sie stellen keinen Grund zum Abbruch der Untersuchung dar, wiewohl am Ende der Untersuchung die Dissektionsstelle mit einer Kontrastmittelinjektion auf Extravasate untersucht werden sollte. Bedeutung gewinnen die Dissektionen, bei denen der Draht nach intramuraler Lage erneut durch eine zweite Intimaverletzung in umgekehrter Richtung nach intraluminär gelangt. Dabei übersieht der Untersucher häufig die Dissektion und es besteht die Gefahr, daß der Untersuchungskatheter über den Draht zumindest über einen Abschnitt intramural vorgeschoben wird. Die Dicke dieser Katheter erlaubt ausgedehntere Intimaverletzungen und eine deutlich weitere Kanalbildung mit Eintritt von Blut, wobei die weitere Entwicklung solcher Verletzungen unvorhersehbar wird. In der Regel heilen auch solche Dissektionen erstaunlich komplikationsarm, mit uncharakteristischen Beschwerden oder ohne klinische Symptome unter laborchemischen Veränderungen einer Entzündung mit deutlicher BSG-Beschleunigung, ab. Bei entsprechender Prädisposition, z.B. vorbestehenden Stenosen, kann aber auch ein Verschluß des wahren Gefäßlumens beobachtet werden. Die Schnelligkeit, mit der dieser Verschluß eintritt, bestimmt dann das klinische Erscheinungsbild vom asymptomatischen Verschluß bis hin zum Vollbild der akuten Ischämie. Die Dissektionen prädisponieren nach unserer Erfahrung auch ohne Verschluß zu späterer Ausbildung von Stenosen.

Selten und vornehmlich in ungeübten Händen werden ausgiebige Längsdissektionen der Iliakalgefäße bis zum Aortenbogen beobachtet. In solchen Fällen besteht die Gefahr der Durchblutungsstörung innerer Organe und des Rückenmarks mit allen entsprechenden Folgen (Abb. 9.2a, b). Die zunächst konservative Therapie der Wahl ist die Heparingabe, sofern möglich, eine kontrollierte Senkung des Blutdrucks mit Medikamenten, die auch die Anstiegssteilheit der Pulswelle vermindern.

Die Überprüfung der Organfunktionen (Niere, Leber, Pankreas, Rückenmark), eine Stuhlregulierung und Aufklärung des Patienten, Pressen, Niesen und Husten zu vermeiden (gegebenenfalls sind diese auch medikamentös zu unterdrücken), gehören dazu. Rückgang der Leukozytose und ein Abfall der BSG (von den initial maximal beschleunigten Werten) sind leicht überprüfbare, aber vieldeutige Hinweise auf eintretende Besserung. Bei Zeichen der Ischämie ist ein chirurgisches Vorgehen stets von neuem zu überdenken. Bei gut diagnostizierbaren Befunden – erfahrungsgemäß eine sehr variable Situation – kann eine sonographische serielle Untersuchung hilfreich sein. Eine sehr gute Beurteilung der Aortendissektion ist mittels Kernspintomographie möglich, wobei die Untersuchung aus physikalischen Gründen langwierig und wegen der derzeit begrenzten Kapazität der Anlagen nicht oft wiederholbar ist. Alternativ erlaubt die Computertomographie eine ausreichende Beurteilung. Die transösophageale Echokardiographie (TEE) ist zwar zur Zeit das sensitivste Verfahren, sie ist allerdings eine invasive

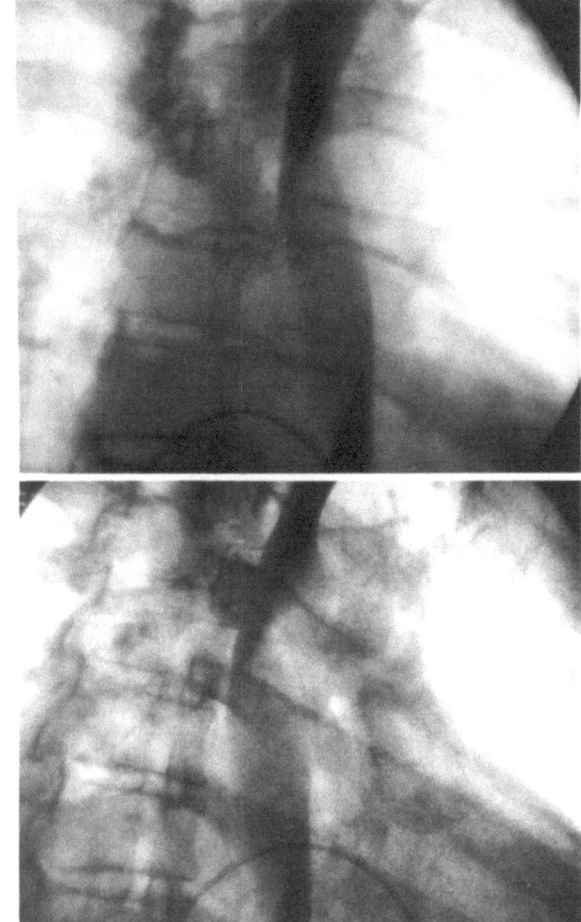

Abb. 9.2a, b. Spiralförmiger Kontrastmittelmantel in der Aortenwand (**a** a.-p.; **b** 30° RAO), hervorgerufen durch eine Dissektion von der Punktionsstelle bis zum verkalkten Aortenbogen mittels Draht und darübergeschobenem Pigtail-Katheter. Aufnahmen ca. 30 min nach Verabreichung von 8 ml Kontrastmittel über den intramural liegenden Pigtail-Katheter ohne Auswaschung des Kontrastmittels wegen geringgradiger Kommunikation zwischen den beiden Lumina

Untersuchung und sollte daher nur bei zu erwartenden operativen Konsequenzen eingesetzt werden. Eine Angiographie der betroffenen Gefäße kann in der gleichen Sitzung, die zur Dissektion geführt hat, vorgenommen werden. Sie soll feststellen, ob ein Kontrastmittelfluß im falschen Lumen sichtbar wird. Wurde zuvor im falschen Gefäßlumen Kontrastmittel verabreicht, kann die Auswaschdauer einen Eindruck über die Größe der Gefäßkommunikation zwischen dem wahren und falschen Lumen geben. Auch bei ausgeprägteren Dissektionen sollte die Untersuchung, die ursprünglich die Indikation zur arteriellen Punktion beinhaltete, zu Ende geführt werden, sofern davon unmittelbare therapeutische Konsequenzen abhängen wie z.B. bei der Diagnostik einer schweren koronaren Herzerkrankung. Durch die exakte Diagnostik der Grunderkrankung können Unsicherheiten beim Therapiemodus bezüglich der „Komplikation Dissektion" als unbekannte Größe eliminiert und der tatsächliche Schweregrad der Grunderkrankung besser berücksichtigt werden. Elektive Untersuchungen oder Untersuchungen bereits in ihrer Bedeutung gut beurteilbarer Erkrankungen können im Gegensatz hierzu aufgeschoben werden und in gebührendem Abstand (3–6 Monate) nachgeholt werden.

Perforation

Die Perforation von Gefäßen ist erfreulicherweise eine sehr seltene Komplikation, die jedoch unmittelbare chirurgische Konsequenzen erfordert. Sobald der geringste Verdacht auf eine solche Komplikation besteht, ist das perforierende Material, der Draht oder der Katheter, an Ort und Stelle zu fixieren. Es kann von entscheidender Bedeutung sein, daß die Materialien, die zu einer Gefäßabdichtung beitragen, nicht zurückgezogen werden. Perforierende Materialien sind operativ zu entfernen. Im Falle eines Katheters kann durch geringe Mengen Kontrastmittelapplikation seine extravasale Lage zweifelsfrei nachgewiesen werden. Bei einer Drahtperforation kann aus dem Verlauf des Drahtes auf die Lage der Spitze geschlossen werden; gegebenenfalls ist sie durch vorsichtiges Vorschieben unter Durchleuchtung nachweisbar.

Lungenembolie

Lungenembolien nach Katheteruntersuchungen via Punktion der A. femoralis sind nicht selten, insbesondere dann, wenn gleichzeitig eine venöse Punktion durchgeführt wird; sie werden klinisch häufig übersehen [8]. Sie beruhen meist auf einer Thrombusbildung im Bereich der benachbarten tiefen Venen durch Störung des venösen Abflusses, sei es durch eingebrachte venöse Schleusen, sei es durch die Kompression der Arterie beim Abdrücken der Punktionsstelle oder durch schnürende Kompressionsverbände bei humoral prokoagulatorisch oder lokal zu

Thrombosen prädisponierten Patienten. Die Therapie richtet sich nach der Schwere der Lungenembolie und den üblichen therapeutischen Gesichtspunkten (Stadien I und II Therapie mit Heparin, Stadien III und IV Therapie mit systemischer oder lokaler Lyse), wobei der Zustand der arteriellen Punktionsstelle bei der Indikationsstellung zu berücksichtigen ist. Eine ergänzende Phlebographie zur exakten Beurteilung der Restthrombose erscheint uns in jedem Fall erforderlich, zumal auch die Indikationsstellung und Art der Lyse von diesem Befund entscheidend abhängt. Nichtinvasive Verfahren, vornehmlich die Duplexsonographie, können wegen der mangelnden Sicherheit der diagnostischen Aussagen die Phlebographie nicht ersetzen. Vorbeugende Maßnahmen wie Fußumkreisungen und Einsatz der Wadenpumpe sollten den Patienten erläutert werden. Die Gabe von low-dose Heparin während der Immobilisationsphase (neben seiner Verabreichung während der Katheteruntersuchung) in der Dosis von 3×5000 bis 3×7500 E s.c. ist in unserer Klinik Standardtherapie.

Infektion/Sepsis

Bei prädisponierten Patienten, insbesondere bei Diabetikern, sind gelegentlich lokale Infektionen mit Ausbildung von Abzessen, v.a. bei langer Schleusenverweildauer und bei Ausbildung von Hämatomen, zu beobachten. Daher sollte die Leiste bei Patienten mit lokalen Hämatomen täglich im Hinblick auf eine sekundäre Infektion mit entsprechenden Zeichen der lokalen Entzündung untersucht werden. Abzesse erfordern eine adäquate chirurgische Wundbehandlung mit ausgiebiger Spreizung und Drainage der entstandenen Höhlen. Gefürchtet ist eine Abszedierung bis zur Punktionsstelle mit Auflösung des in der Abheilungsphase begriffenen Gefäßdefekts. Ähnlich dem mykotischen Aneurysma embolischer Genese, können dabei Gefäßerweiterungen und heftigste akute Blutungen auftreten. Die Wundheilung ist verzögert und kann Wochen in Anspruch nehmen, was den Patienten und den Arzt auf eine harte Geduldsprobe stellt. Septische Komplikationen mit kontaminierten Kathetern können ihrerseits zu ernsten und folgenschweren Situationen führen: Abszeßbildungen in verschiedenen Organen, eine Endokarditis und parainfektiöse Arthralgien sind nicht selten. Schüttelfrost und Fieber unmittelbar nach der Untersuchungsphase bzw. typischerweise wenige Stunden später weisen auf eine Verschleppung hochvirulenter Keime hin. Ähnliche Symptome, bis zu einigen Tagen nach der Untersuchung auftretend, lassen auf Erreger mit niedriger Virulenz schließen. Das Vorgehen ist in beiden Fällen gleich und erfordert nach Abnahme von Blutkulturen die sofortige Einleitung der Therapie mit einem Antibiotikum, das die nahezu ausschließlich in der *Klinik* beobachteten septischen *Staphylokokkeninfektion*en gezielt erfassen sollte. Nach Vorliegen der Blutkulturen und der Resistenztestung ist die Therapie ggf. umzustellen. Die Medikation soll hochdosiert und mindestens 3 Tage nach Verschwinden der klinischen Symptome fortgeführt werden. Eine prophylaktische Antibiotikagabe unmittelbar vor der Untersuchung und bis zu 24 Stunden danach wird bei langwierigen therapeutischen Eingriffen und bei prädisponierten Patienten mit Abwehrschwäche z. B. unter einer Kortisontherapie empfohlen.

Sonstige Komplikationen

Auf Komplikationen durch Jodinkorporation, der Kontrastmittelallergie, eines akuten Nierenversagens nach Kontrastmittelgabe, der Luftembolisationen und Embolien durch Materialabbrüche anläßlich der Angiographie [3] wird hier nicht eingegangen, da sie nicht unmittelbar mit der Punktion der A. femoralis verknüpft sind. Auch der Abriß von Gefäßen mit retrograder Herausstülpung des proximalen Anteils durch fehlgeleitete Drähte wurde beschrieben [2]. Er ist eine solche Rarität, daß nach unserer Ansicht Konsequenzen für das allgemeine Vorgehen der Untersuchungstechnik hieraus nicht abgeleitet werden sollten.

Juristische Aspekte

Beim Auftreten von Komplikationen treten stets neben ärztlichen Gesichtspunkten auch juristische Aspekte des Falles in den Vordergrund. Oberstes Gebot muß daher bleiben, daß nur *bei einer klaren Indikationsstellung* eine Untersuchung begonnen werden darf. Die Untersuchung muß zudem sachgerecht durchgeführt werden. Den Anfängern ist zu raten, erfahrene Kollegen beim Auftreten von Hindernissen zu Hilfe zu rufen und in jedem Fall die Untersuchung mit äußerster Vorsicht vorzunehmen. Beim Auftreten von Komplikationen kann nur ein solches Vorgehen dem Arzt die Gewähr dafür bieten, daß die Komplikationen als gewissermaßen unvermeidlich und schicksalshaft angesehen werden. Juristisch reicht dies aber nicht aus. Abgesehen von Notfällen, die auch im Nachhinein als solche angesehen werden können, ist eine entsprechende

Dokumentation der Aufklärung über die möglichen Komplikationen und des Einverständnisses des Patienten zur Untersuchung unumgänglich. Dieses Einverständnis muß wirksam sein. Neben der Bedenkzeit, die bei erforderlichen Erweiterungen der ursprünglichen Untersuchung angesichts der täglichen Routinezwänge eine erhebliche Rolle spielt, sind die Mündigkeit, die Zeugenfrage und die mögliche Beeinträchtigung des Patienten durch die Medikation zu berücksichtigen. Die Aufklärung muß ausreichend sein – in Abhängigkeit von der Indikation eine relative Größe, je erforderlicher eine Untersuchung objektiv geboten erscheint und nach dem Wissensstand der Medizin auch ist, um so eher kann auf die Aufklärung der selteneren Komplikationen verzichtet werden. Umgekehrt gilt aber auch, daß bei diagnostischen und therapeutischen Verfahren, die ein nicht allgemein anerkanntes Vorgehen beinhalten und experimentellen Charakter haben, eine sehr umfassende Aufklärung geboten ist. Die Beachtung dieser Regeln bietet aber angesichts der unerwarteten, nicht immer berechenbaren Urteile der Gerichte aus jüngster Zeit keinesfalls einen verläßlichen Schutz vor Verurteilung.

So wird beispielsweise die Frage der Mündigkeit von Gerichten entgegen allgemeiner Auffassung nicht mit Volljährigkeit gleichgesetzt, so daß bei Aufklärung der Eltern und Einholung des Einverständnisses Fragen der ärztlichen Schweigepflicht tangiert werden. Auch die umfassende Aufklärung kann Probleme aufwerfen, wenn Gerichte zu der Überzeugung gelangen, daß durch Aufzählung zu vieler oder einer unsachlichen Darstellung der Nebenwirkungen eine ärztlich indizierte Untersuchung vom Patienten aus Angst abgelehnt wird und ihm dadurch ein Schaden entsteht. Wichtig erscheint es auch, darauf hinzuweisen, daß dem Arzt bei Abweichungen von den Regeln der ärztlichen Kunst und bei einer mangelnden Aufklärung im Beweisumkehrverfahren die Beweislast seiner Unschuld auferlegt werden kann, dies auch dann, wenn als veraltet angesehene Methoden angewendet wurden. Es kann nicht genug betont werden, daß auch bei Eintritt von Komplikationen die entsprechenden Maßnahmen der Diagnostik und Therapie peinlich dokumentiert werden sollten, da sie vor Gerichten nicht unerheblich ins Gewicht fallen. Der Ansicht, „das Wohl des Patienten an die erste Stelle gesetzt zu haben", kommt dabei kaum eine Bedeutung zu, da das Wohl des Patienten, zumindest im Nachhinein im Gerichtssaal, immer schwer definierbar ist.

Literatur

1. Altin RS, Flicker S, Naidech HJ (1989) Pseudoaneurysm and arteriovenous fistula after femoral artery catheterization: association with low femoral punctures. Department of Radiology, Deborah Heart and Lung Center, Browns Mills, NJ 08015. AJR 152(3):629–631
2. Asmussen I (1984) Stripping of the deep circumflex iliac artery. A rare complication to percutaneous catheterization of the femoral artery. Acta Radiol (Diagn) (Stockh) 25(4):283–284
3. Berry AR (1986) Sheath detachment: a complication of cardiac catheterisation and its management. Cardiovasc Surg (Torino) 27(5):628–629
4. Cole PL, Krone RJ (1987) Approach to reduction of vascular complications of percutaneous valvuloplasty. Washington University School of Medicine, Jewish Hospital, St. Louis, Division of Cardiology, MO 63110. Cathet Cardiovasc Diagn 13(5):331–332
5. Drost H, Buis B, Haan D, Hillers JA (1984) Cholesterol embolism as a complication of left heart catheterisation. Report of seven cases. Br Heart J 52 (3):339–342
6. Fleming R, Friedman SA (1984) Late sequelae of femoral artery catheterization. Am J Cardiol 53(8):1205–1206
7. Gagnon RM, Goudreau E, Joyal F, Morissette M, Roussin A (1985) The role of intravenous streptokinase in acute arterial occlusions after cardiac catheterization. Cathet Cardiovasc Diagn 11(4):409–412
8. Gowda S, Bollis AM, Haikal M, Salem BI (1984) Incidence of new focal pulmonary emboli after routine cardiac catheterization comparing the brachial to the femoral approach. Cathet Cardiovasc Diagn 10(2):157–161
9. Igidbashian VN, Mitchell DG, Middleton WD, Schwartz RA, Goldberg BB (1989) Iatrogenic femoral arteriovenous fistula: diagnosis with color Doppler imaging. Department of Radiology, Thomas Jefferson University Hospital, Jefferson Medical College, Philadelphia, PA 19107. Radiology 170 (3 Pt 1):749–752
10. Illescas FF, Baker ME, McCann R, Cohan RH, Silverman PM, Dunnick NR (1986) CT evaluation of retroperitoneal hemorrhage associated with femoral arteriography. AJR 146(6):1289–1292
11. Johnson LW, Lozner EC, Johnson S, Krone R, Pichard AD, Vetrovec GW, Noto TJ, Registry Committee of the Society for Cardiac Angiography (1989) Complications of cardiac catheterization: Coronary arteriography 1984–1987: A report of the Society for Cardiac Angiography and Interventions. I. Results and complications. Cathet Cardiovasc Diagn 17:5–10
12. Kaufman J, Moglia R, Lacy C, Dinerstein C, Moreyra A (1989) Peripheral vascular complications from percutaneous transluminal coronary angioplasty: a comparison with transfemoral cardiac catheterization. Department of Surgery, University of Medicine and Dentistry of New Jersey, Robert Wood Johnson Medical School, New Brunswick. Am J Med Sci 297(1):22–25
13. Kaufman JL (1984) Pelvic hemorrhage after percutaneous femoral angiography. AJR 143 (2):335–336
14. McMillan I, Murie JA (1984) Vascular injury following cardiac catheterization. Br J Surg 1984 (11):832–835
15. Orcutt MB, Levine BA, Gaskill HV, Sirinek KR (1985) Iatrogenic vascular injury. A reducible problem. Arch Surg 120(3):384–385
16. Picus D, Totty WG (1984) Iatrogenic femoral arteriovenous fistulae: evaluation by digital vascular imaging. AJR 142(3):567–570

17. Roberts SR, Main D, Pinkerton J (1987) Surgical therapy of femoral artery pseudoaneurysm after angiography. Department of Surgery, St. Luke's Hospital, Kansas City, Missouri 64111. Am J Surg 154(6):676–680
18. Sheikh KH, Adams DB, McCann R, Lyerly HK, Sabiston DC, Kisslo J (1989) Utility of Doppler color flow imaging for identification of femoral arterial complications of cardiac catheterization. Department of Medicine, Duke University Medical Center, Durham, NC 27710. Am Heart J 117(3):623–628
19. Skillman JJ, Kim D, Baim DS (1988) Vascular complications of percutaneous femoral cardiac interventions. Incidence and operative repair. Charles A. Dana Research Institute, Department of Surgery, Harvard Medical School, Boston, MA. Arch Surg 123(10):1207–1212
20. Wessel DL, Keane JF, Fellows KE, Robichaud H, Lock JE (1986) Fibrinolytic therapy for femoral arterial thrombosis after cardiac catheterization in infants and children. Am J Cardiol 58(3):347–351

10 Präoperative Diagnostik und chirurgische Behandlung von Komplikationen nach diagnostischen und therapeutischen Eingriffen via A. femoralis

P. WALTER

In den einschlägigen Lehrbüchern der Gefäßchirurgie [6, 21] sind spezielle Operationsmethoden zur Behandlung von Komplikationen nach Punktion der A. femoralis oder Katheterdiagnostik über die A. femoralis nicht beschrieben. Es muß deshalb weitgehend auf eigene Erfahrungen zurückgegriffen werden. Im übrigen weicht die gefäßchirurgische Behandlung dieser Komplikationen nicht wesentlich von denen traumatischer Gefäßalterationen ab. Da es sich bei dem zu behandelnden Krankengut um ausgesprochene Risikopatienten mit kardiologischen Vor- und Zusatzerkrankungen handelt, gibt es jedoch Besonderheiten in der Indikationsstellung, der präoperativen Diagnostik, der Anästhesieverfahren und der operativen Taktik, die alle das Ziel haben, den Patienten so wenig wie möglich zu belasten.

Häufigkeit und Entstehungsmechanismen operativ-gefäßchirurgisch behandlungspflichtiger Gefäßalterationen nach Herzkatheterapplikation

Die Häufigkeit chirurgisch behandlungspflichtiger Komplikationen nach Herzkatheteruntersuchungen schwankt in der Literatur zwischen 0,7% und 14,0% [1–4, 7, 10, 12–14, 17, 19, 20]. Nach Stillman ist die Häufigkeit der Komplikationen abhängig vom angewandten Verfahren [20]. Sie beträgt bei diagnostischen Untersuchungen 0,6%, bei perkutanen transluminalen Koronarangioplastien 0,9%, bei transfemoralen Ballon-Valvuloplastien 5,2% und bei der Anwendung der intraaortalen Ballonpumpe 11,5%. Im Krankengut der Inneren Medizin III der Universitätskliniken des Saarlands betrug die Inzidenz bei 1401 Herzkatheteruntersuchungen und Koronarangioplastien weniger als 0,6% (s. Kap. 8).

Der Entstehungsmechanismus der Gefäßläsionen beruht auf der Punktion des Gefäßes und dem Einführen der in den Vorkapiteln beschriebenen Schleusen. Zudem ist es häufig erforderlich, die Schleuse mehrere Stunden in den oft arteriosklerotisch vorgeschädigten Gefäßen zu belassen. In der Regel verschließt sich der von der Schleuse geschaffene Verbindungskanal zur Hautoberfläche nach Entfernen der Schleuse und ausreichender Kompression von selbst, ohne daß Schäden an der Punktionsstelle entstehen. Handelt es sich jedoch um eine brüchige, atheromatös veränderte Gefäßwand, so ist es möglich, daß trotz fachgerechter Entfernung der Schleuse ein Verbindungskanal zwischen Arterie und Subkutangewebe entsteht, vor allem dann, wenn der Eingriff nach frischem Herzinfarkt bzw. nach erfolgter PTCA unter hochdosierter Heparintherapie durchgeführt wird. In diesen Fällen muß das Risiko einer Nachblutung bzw. der Ausbildung eines falschen Aneurysma oder pulsierenden Hämatoms in Kauf genommen werden. Unter einem echten Aneurysma versteht man die spindel- oder sackförmige Erweiterung einer Arterie mit Beteiligung sämtlicher Gefäßwandschichten. Beim falschen Aneurysma (Aneurysma spurium) sind nicht alle Gefäßwandschichten betroffen.

Eine weitere Komplikationsmöglichkeit ergibt sich durch die Gefahr, bei der Punktion der Arterie zusätzlich die Begleitvene zu verletzen. Dabei kann eine arteriovenöse Fistel entstehen, falls sich der Kanal zur Vene nicht von selbst schließt. Hämatome können in der Regel konservativ behandelt werden. Auch größere Blutergüsse bedürfen meist keiner operativen Intervention, sind jedoch gelegentlich Hinweis auf eine bedeutsame Gefäßverletzung.

Diagnosestellung und präoperative Diagnostik

Als erstes klinisches Symptom einer potentiell chirurgisch behandlungsbedürftigen Komplikation ist normalerweise ein größeres Hämatom sichtbar und tastbar. Der Patient klagt meist über ein Druckgefühl in der Leiste und/oder über Nervenschmerzen. Nimmt der Bluterguß größere Ausmaße an, können zusätzlich Lähmungserscheinungen und Sensibilitätsstörungen auftreten [18]. Wenn sich in seltenen Fällen der durch die Schleuse geschaffene Kanal von der Arterie ins Subkutangewebe auch an der Durchtrittsstelle durch die Außenhaut nicht schließt, kann es zu einer spritzenden Blutung nach außen kommen. Dann treten weitere Folgeerscheinungen des akuten Blutverlustes mit Schock, Hämoglobin(Hb)-Abfall usw. auf. Klinisch weniger auffällig zeigt sich die traumatische *AV*-Fistel. Ein Schwirren in der Leiste ist häufig, aber nicht obligatorisch. Die Verdachtsdiagnose kann meist nach sorgfältiger Auskultation gestellt werden, jedoch können kleinere AV-Fisteln zunächst unerkannt bleiben.

Nach Sicherung der Diagnose einer arteriovenösen Fistel, eines Gefäßverschlusses oder eines großen Aneurysma spurium ist unter Berücksichtigung der Dringlichkeit ein chirurgisches Vorgehen indiziert.

Im Rahmen der präoperativen Diagnostik sollte – ausgenommen bei spritzenden Blutungen – eine intravenöse digitale Subtraktionsangiographie (DSA) durchgeführt werden, um das Risiko einer nochmaligen arteriellen Punktion zu vermeiden. Die DSA ist erforderlich, um das Ausmaß des Eingriffs bereits präoperativ abzuschätzen und zu entscheiden, ob eine Leitungsanästhesie ausreicht oder eine Allgemeinanästhesie notwendig ist. Zudem kann die präoperative Gefäßdarstellung Verletzungen zeigen, die unter Umständen intraoperativ übersehen werden, wenn keine Angiographie vorliegt. Dazu gehören kleinere arteriovenöse Fisteln oder zusätzliche Blutaustrittsstellen an der Hinterwand der A. femoralis. Außerdem kann das operative Vorgehen bei Kenntnis der Austrittsstelle eines pulsierenden Hämatoms optimiert werden (zentrale Blutungskontrolle!). Eine konventionelle Arteriographie ist präoperativ nicht erforderlich.

Wie bei anderen Gefäßverletzungen kann es auch bei der Gefäßpunktion oder dem Einführen einer dicken Schleuse zur Einstülpung der Intima oder Ablösung eines arteriosklerotischen Plaque kommen. Durch die Strömungsbehinderung besteht das Risiko eines thrombotischen Gefäßverschlusses.

Wird durch die präoperative DSA ein Gefäßverschluß diagnostiziert, sind Vorbereitungen für eine Thrombektomie und/oder Gefäßrekonstruktion zu treffen. Als weitere präoperative diagnostische Maßnahme kommt evtl. eine Ultraschall-Doppleruntersuchung in Frage, die über die Ausmaße des Hämatoms Auskunft gibt und die Differenzierung gegenüber einem falschen Aneurysma erlaubt [5]. Sie ersetzt jedoch keinesfalls die Gefäßdarstellung durch eine digitale Subtraktionsangiographie.

Abbildung 10.1 zeigt die DSA eines pulsierenden Hämatoms.

Generell ist bei unklarem Hb- oder Blutdruckabfall nach einer Katheteruntersuchung an ein retroperitoneales Hämatom zu denken, das hauptsächlich bei zu hoher Punktion (A. iliaca externa) vorkommt. Die Diagnose kann sicher mit einem Computertomogramm gestellt werden [9, 11, 22].

Präoperative Diagnostik und chirurgische Behandlung von Komplikationen 101

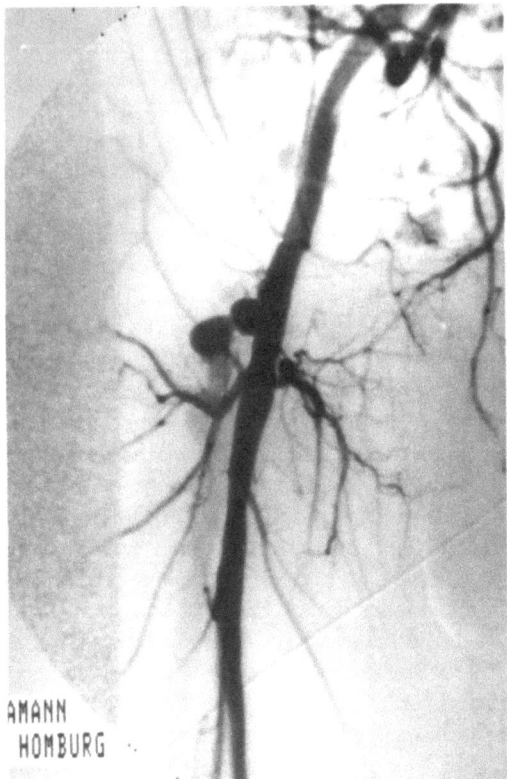

Abb. 10.1. Digitale Subtraktionsangiographie der re. A. femoralis. Kugelförmige Kontrastmitteldepots als Ausdruck eines pulsierenden Hämatoms

Stellung der Operationsindikation und Wahl des Anästhesieverfahrens

Grundsätzlich wird die Stellung der Operationsindikation und die Wahl des Anästhesieverfahrens in Absprache und Kooperation mit dem verantwortlichen Kardiologen oder Radiologen erfolgen. Tritt nach dem Entfernen der Gefäßschleuse und ausreichender Kompression bei normalem Gerinnungsstatus eine spritzende Blutung im Bereich der punktierten Arterie auf, sollte der Patient unter Kompression der Punktionsstelle sofort in den OP gebracht werden. In diesen Fällen ist eine weitere präoperative Diagnostik nicht möglich. Notfallindikationen stellen außerdem rasch zunehmende Hämatome und Hämatome bzw. falsche Aneurysmen dar, die zu Nervenkompressionszeichen wie Sensibilitätsstörungen und/oder Lähmungen führen. In diesen Fällen soll präoperativ notfallmäßig eine Gefäßdarstellung – meist mit der i.v.-DSA-Technik durchgeführt werden. Dies gilt auch für das Auftreten eines akuten Arterienverschlusses nach Katheterpunktion mit den Zeichen der Ischämie. Ist es aufgrund der Größe des Hämatoms oder aber durch Läsion der V. femoralis zu einer akuten Venenthrombose gekommen, kann die präoperative Durchführung eines Phlebogramms erforderlich sein.

Über mehrere Tage oder Wochen bestehende kleinere pulsierende Hämatome, die fest bindegewebig eingekapselt sind, können elektiv unter entsprechender kardiologischer Vorbereitung des Patienten operiert werden.

Bei der Wahl des Anästhesieverfahrens ist in aller Regel eine Leitungsanästhesie, wie z. B. eine Peridural- oder Spinalanästhesie, vorzuziehen. Eine Vollnarkose ist jedoch dann erforderlich, wenn es sich um einen absoluten Notfall handelt (spritzende Blutung, komplette Ischämie). Ist infolge einer Dissektion der Beckenschlagadern bzw. gar der Aorta eine Laparotomie erforderlich, ist die Intubationsnarkose ebenfalls nicht zu umgehen. Befindet sich der Patient in einem Schockzustand oder sind größere Blutverluste zu erwarten, ist eine Spinalanästhesie nicht zu empfehlen, da durch die Sympathikusblockade die Kompensationsmechanismen eingeschränkt oder sogar aufgehoben sind [15]. Bei respiratorisch insuffizienten oder gefährdeten Koronarpatienten kann eine Intubationsnarkose mit der besseren Möglichkeit der Koronarperfusion mit sauerstoffreichem Blut u. U. sogar das geringere Risiko darstellen.

Operationstechnik und Ergebnisse

Als Operationsverfahren kommt im einfachsten Falle, wenn es sich ausschließlich um ein Hämatom ohne Verbindungskanal zur Arterie handelt, eine Hämatomausräumung über einen Leistenlängsschnitt in Frage. Am häufigsten dürfte hier das pulsierende Hämatom oder falsche Aneurysma vorliegen. In diesen Fällen ist operationstechnisch zu beachten, daß zuerst eine zentrale Blutungskontrolle durch Anschlingen des zuführenden Gefäßes, in der Regel der A. femoralis communis oder A. iliaca externa, erreicht wird, bevor das Aneurysma eröffnet wird. In den meisten Fällen genügt eine einfache Gefäßnaht des Stichkanals. Als Nahtmaterial wird 5×0 bzw. 6×0 Polypropylen, monofil, verwendet.

Präoperative Diagnostik und chirurgische Behandlung von Komplikationen 103

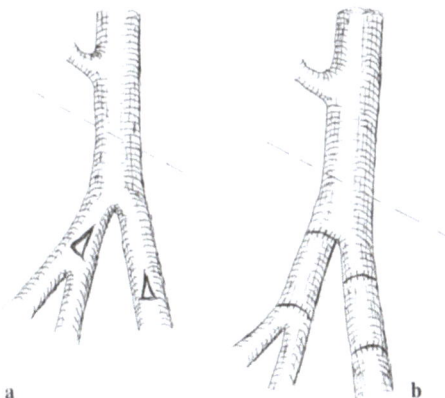

Abb. 10.2. a Durch Katheterpunktion entstandene Intimaläsionen der A. femoralis superficialis und A. profunda femoris. **b** Zustand nach gefäßchirurgischer Korrektur durch autologe Veneninterponate

Liegt eine ausgedehnte Gefäßwandverletzung vor, muß der betreffende Gefäßabschnitt durch eine Gefäßprothese (Polyäthylenterephthalat oder Polytetrafluoroäthylen) ersetzt werden (Abb. 10.6). Bei Verletzungen der A. profunda femoris oder der A. femoralis superficialis, die besonders bei zu tiefer Punktion vorkommen [8], sind Veneninterponate von Vorteil (Abb. 19.2), die aus der proximalen V. saphena magna entnommen werden können. Handelt es sich um eine arteriovenöse Fistel, muß sowohl die Arterie als auch die Vene freigelegt und mit einer Gefäßnaht versorgt werden. Bei älteren, sehr großen Fisteln ist auch hier die Verwendung einer Prothese bzw. eines Veneninterponats notwendig. Bei einem thrombotischen Arterienverschluß ist eine Thrombektomie mit dem Fogarty-Katheter das Vorgehen der Wahl. Zusätzlich muß die Innenhaut der Arterie durch eine Stufennaht wieder angeheftet werden (Abb. 10.3). Sofern dies nicht möglich ist, bleibt nur der prothetische Ersatz des verletzten Gefäßabschnitts. Im Falle einer venösen Thrombose wird eine venöse Thrombektomie durchgeführt (Abb. 10.4). Wichtig ist bei diesem Manöver, daß vor der Extraktion der Thromben von proximal ein Kavablockkatheter eingeführt wird. Zusätzlich werden, falls vorhanden, alle peripheren Thromben mittels Auswickeln bzw. Ausklopfen des Beines entfernt. Dieser Eingriff kann nur in Vollnarkose mit PEEP-Beatmung durchgeführt werden.

Als Beispiel für eine größere Gefäßrekonstruktion nach Herzkatheteruntersuchung soll folgende Fallbeschreibung dienen:

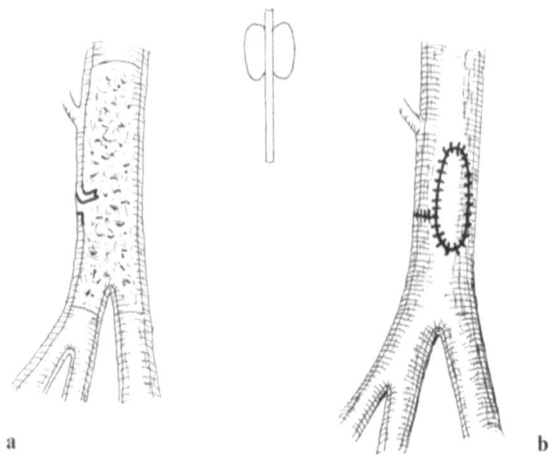

Abb. 10.3. a Thrombotischer Verschluß der A. femoralis communis and A. iliaca externa nach Punktion mit Intimaverletzung. **b** Zustand nach Thrombektomie, Intimanaht und Venenpatch-Erweiterungsplastik

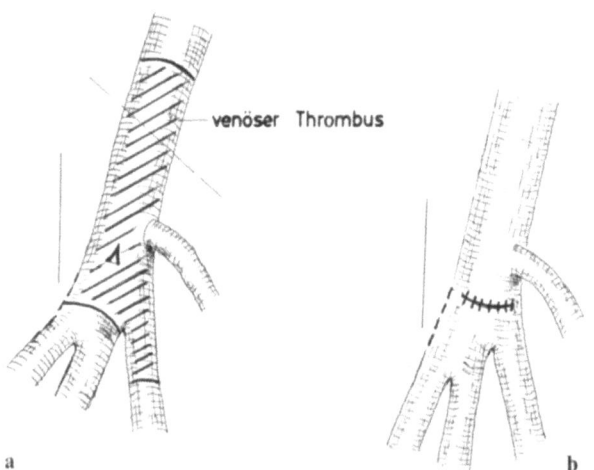

Abb. 10.4. a Venöse Thrombose der V. iliaca externa, V. femoralis communis und des Anfangsteils der V. femoralis superficialis nach akzidentieller Punktion. **b** Zustand nach venöser Thrombektomie über eine quere Venotomie

Präoperative Diagnostik und chirurgische Behandlung von Komplikationen 105

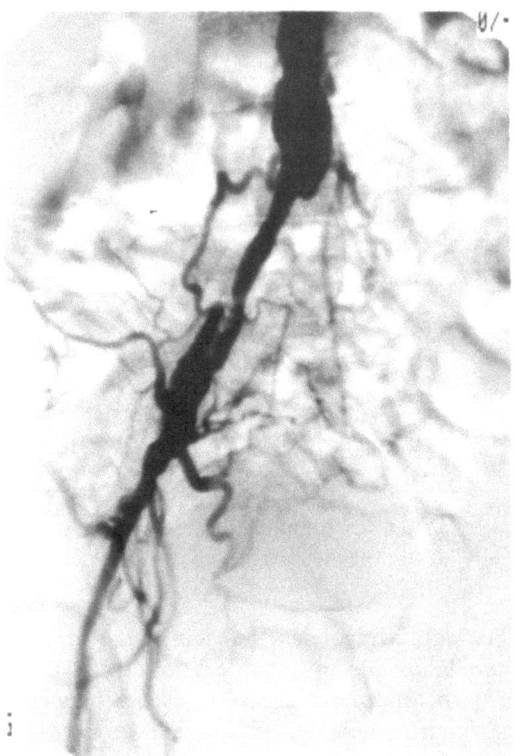

Abb. 10.5. DSA der infrarenalen Aorta mit Darstellung der Becken- und Leistenarterien: Dissektion der A. iliaca externa und A. iliaca communis rechts. Verschluß der A. iliaca communis links

Bei einem 59jährigen Patienten mit bekannter pAVK und *belastungsabhängiger* Angina pectoris hatte sich koronarangiographisch die Diagnose einer 80%igen LAD-Stenose ergeben. Die Untersuchung war durch eine Dissektion am Übergang der A. iliaca externa zur A. iliaca communis kompliziert. Zu der vorgeschlagenen PTCA konnte sich der Patient nicht entschließen. Mehrere Wochen nach der Erstuntersuchung entwickelte sich eine *instabile* Angina pectoris, woraufhin der Patient einem invasiven Vorgehen mit Dilatation zustimmte. Zu diesem Zeitpunkt waren die Beckengefäße rechts mit dem Führungsdraht nicht mehr passierbar. Auch nach Punktion der linken A. femoralis war der Führungsdraht in Höhe der Beckengefäße blockiert. Bei der Injektion von etwa 8 ml Kontrastmittel zeigte sich ein Verschluß der A. iliaca communis. Die beschriebene LAD-Stenose wurde daher über die

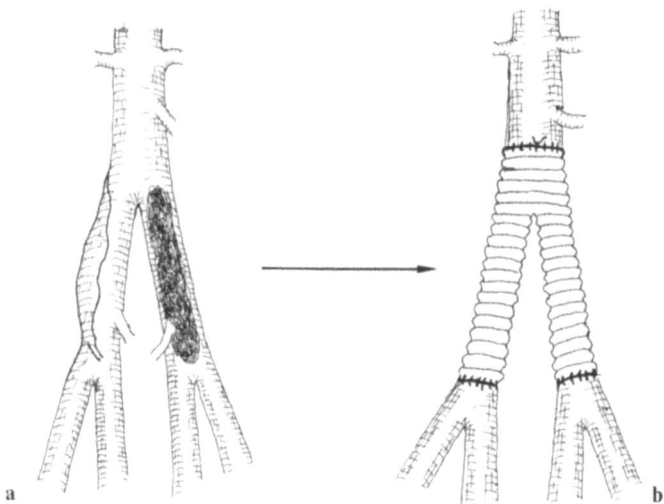

Abb. 10.6 a, b. Rekonstruktion der infrarenalen Aorta und der Beckenschlagadern durch eine Bifurkationsprothese (Unigraft, gelantinebeschichtet, 18/9 mm)

A. brachialis dilatiert. In den darauffolgenden Wochen klagte der Patient über eine progrediente Claudicatio intermittens, so daß auch im Hinblick auf die bekannten Vorbefunde eine Laparotomie durchgeführt wurde. Es zeigte sich eine langstreckige Dissektion im Bereich der A. iliaca communis und externa rechts bei Verschluß der A. iliaca/communis links. Nach der Gefäßrekonstruktion mit einem aortobifemoralen Bypass (Unigraft, 18/9 mm) war der Patient beschwerdefrei (Abb. 10.5 und 10.6).

Angesichts der Tatsache, daß Herzkatheteruntersuchungen, speziell die PTCA, in den meisten Fällen mit einer Antikoagulation in Form von Heparingaben oder gar Fibrinolysetherapie einhergehen, ist die Rate von 0,6% operationswürdigen Komplikationen gering. Im Vergleich dazu liegt z. B. die Quote der gefäßchirurgisch behandlungspflichtigen Komplikationen nach perkutaner transluminaler Angioplastie der unteren Extremitäten bei 4,3% [16]. Lebensbedrohliche Blutungen nach Herzkatheteruntersuchungen sind selten. Meist handelt es sich dabei um retroperitoneale Blutungen in das kleine Becken [11]. In einer großen Studie mit 7333 Patienten von Skillman et al. 1988 [20] wurden 75 Patienten operativ wegen einer katheterbedingten Gefäßverletzung operiert, das entspricht einem Prozentsatz von 1%. Von diesen Zahlen sollte auch bei der *Aufklärung des Patienten* vor einer Herzkatheteruntersuchung ausgegangen werden.

Literatur

1. Barnes RW, Petersen JL, Krugmire RB, Strandness DE (1974) Complications of percutaneous femoral arterial catheterization: Prospective evaluation with the doppler ultrasonic velocity detector. Am J Cardiol 33:259–263
2. Brener BJ, Couch NP (1973) Peripheral arterial complications of left heart catheterization and their management. Am J Surg 125:1118–1123
3. Davis K, Kennedy JW, Kemp HG, Judkins MP, Gosselin AJ, Killip T (1979) Complications of coronary arteriography from the collaborative study of coronary artery surgery (CASS). Circulation 59:1105–1112
4. Green GS, McKinnon CM, Rosch J, Judkins MP (1972) Complications of selective percutaneous transfemoral coronary arteriography and their prevention: A review of 445 consecutive examinations. Circulation 45:552–557
5. Habscheid W, Landwehr P (1989) Das Aneurysma spurium der Arteria femoralis nach Herzkatheteruntersuchung: Eine prospektive Sonographiestudie. Z Kardiol 78:573–577
6. Heberer G, Van Dongen K (1987) Gefäßchirurgie. In: Heberer G, Pichlmayr R (Hrsg) Kirschnersche allgemeine und spezielle Operationslehre. Springer, Berlin Heidelberg New York
7. Hessel SJ, Adams DF, Abrams HL (1981) Complications of angiography. Radiology 138:273–281
8. Igidbashian VN, Mitchell DG, Middleton WD, Schwartz RA, Goldberg BB (1989) Iatrogenic femoral arteriovenous fistula: Diagnosis with color Doppler imaging. Department of Radiology, Thomas Jefferson University Hospital, Jefferson Medical College, Philadelphia, PA 19107. Radiology 170(3 Pt 1):749–752
9. Illescas FF, Baker ME, McCann R, Cohan RH, Silverman PM, Dunnick NR (1986) CT evaluation of retroperitoneal hemorrhage associated with femoral arteriography. AJR 146(6):1289–1292
10. Jacobsson BO, Schlossman D (1968) Thromboembolism of leg following percutaneous catheterization of femoral artery for angiography: Predisposing factors. Acta Radiol Diagn 8:109–117
11. Kaufman JL (1984) Pelvic hemorrhage after percutaneous femoral angiography. AJR 143(2):335–336
12. Kloster FE, Bristow JD, Griswold HE (1970) Femoral artery occlusion following percutaneous catheterization. Am Heart J 79(2):175–180
13. Kottke BA, Fairbairn JF, Davis GD (1964) Complications of aortography. Circulation 30:843–847
14. Lang EK (1963) A survey of the complications of percutaneous retrograde arteriography: Seldinger technique. Radiology 81:257–263
15. Larsen R (1985) Anästhesie, Urban & Schwarzenberg, München, S 265
16. Menger MD, Jäger S, Scherer K, Walter P, Kramann B (1989) Die Bedeutung der gefäßchirurgischen Behandlung von Komplikationen nach perkutaner transluminaler Angioplastie der unteren Extremitäten. Vasa 18:215–220
17. Mortensen JD (1967) Clinical sequelae from arterial needle puncture, cannulation and incision. Circulation 35:1118–1123
18. Roberts SR, Main D, Pinkerton J (1987) Surgical therapy of femoral artery pseudoaneurysm after angiography. Department of Surgery, St. Luke's Hospital, Kansas City, Missouri 64111. Am J Surg 154(6):676–680
19. Ross RS (1968) Arterial complications in cooperative study on cardiac catheterizations. Circulation [Suppl III] 37:39–41

20. Skillman JJ, Kim D, Baim DS (1988) Vascular complications of percutaneous femoral cardiac interventions. Incidence and operative repair. Charles A. Dana Research Institute, Department of Surgery, Harvard Medical School, Boston, MA. Arch Surg 123(10):1207–1212
21. Vollmar J (1982) Rekonstruktive Chirurgie der Arterien. Thieme, Stuttgart
22. Wiedeman JE, Mills JL, Robison JG (1988) Special problems after iatrogenic vascular injuries. Department of Vascular Surgery, Wilford Hall U.S.A.F. Medical Center, Lackland Air Force Base, Texas. Surg Gynecol Obstet 166(4):323–326

11 Kardiale Komplikationen der Linksherzkatheteruntersuchung

W. VOGEL

Die selektive Koronarangiographie, neben der Ventrikulographie wichtigste Anwendungsform des Linksherzkatheters, hat eine über 30jährige Geschichte. Zwei etablierte Methoden sind nach den Pionieren der modernen Katheterdiagnostik benannt: die transbrachiale Technik nach Mason F. Sones und die transfemorale nach Melvin P. Judkins. Beide Forscher haben die zwei letzten Jahrzehnte ihres Lebens dazu genutzt, das Risiko der Koronarangiographie zu senken, wissend, daß dieses Untersuchungsverfahren für die exakte morphologische Diagnostik der KHK auf lange Sicht unverzichtbar bleiben wird. Sie gründeten 1978 die „Society for Cardiac Angiography", später durch den Zusatz „and Interventions" erweitert (SCAI), deren Aufgabe es unter anderem sein sollte, das Risiko der Herzkatheteruntersuchung prospektiv an großen Patientenzahlen systematisch mittels rechnergestützter Dokumentation zu analysieren. Daten von mehr als einer halben Million Patienten sind seither erfaßt worden. Ein erster Bericht über die Ergebnisse von 53 581 Patienten erschien nach 4 Jahren [9], ein weiterer über 222 553 Patienten, koronarangiographiert in 70 amerikanischen Zentren von Mitte 1984 bis Ende 1987, wurde kürzlich vorgelegt [7].

Im Lichte dieser Ergebnisse, ergänzt durch Mitteilungen anderer Untersucher sowie eigener, an über 20 000 Katheteruntersuchungen gewonnener Erfahrungen, sollen im folgenden die *kardialen* Komplikationen der Linksherzkatheterdiagnostik dargestellt werden.

Dies geschieht mit dem Ziel, das individuelle Risiko eines Patienten dadurch zu minimieren, daß vermeidbare – technikbedingte – Risiken von unvermeidbaren – krankheitsbedingten – gedanklich abgetrennt werden, um sie während der Untersuchung aufeinander abzustimmen. Dies kann im Einzelfall bedeuten, die Invasivdiagnostik bewußt auf das zur Gewinnung entscheidender Informationen unumgängliche Mindestmaß abzukürzen, während bei einem anderen Patienten der Zeitfaktor zugunsten eines sorgfältigen, absolut atraumatischen Arbeitens hintangestellt wird. In jedem Fall bleibt für das Ergebnis ausschlaggebend, ob die Kathetertechnik manuell beherrscht und die im Kap. 12 näher beschriebenen Sicherheitsmaßnahmen beachtet werden.

Tödliche Komplikationen

Der letzte SCAI-Bericht nennt eine Gesamtmortalität von 0,1% (218 Todesfälle bei 222 553 Patienten) [7]. Signifikante Mortalitätsunterschiede beziehen sich auf das *Alter* (0,07% vs. 0,12% bei den unter bzw. über 60jährigen), das klinische *Stadium* (0,03% der NYHA-Klassen I – III vs. 0,29% der NYHA-Klasse IV), die linksventrikuläre *Auswurffraktion* (0,03% bei einer EF von 50% oder mehr, 0,12% bei einer EF zwischen 30% und 50%, 0,30% bei einer EF unter 30%) sowie den *Schweregrad der KHK* (0,02% bei freiem bzw. nicht kritisch stenosiertem Koronarsystem, 0,06% bei Ein- bzw. Zweigefäßerkrankung, 0,12% bei Dreigefäßerkrankung und 0,55% bei kritischer Hauptstammstenose der linken Kranzarterie). Somit erscheint das Risiko bei höherem Lebensalter fast verdoppelt, bei kardialen Ruhebeschwerden (NYHA IV) und bei schwerster linksventrikulärer Funktionseinschränkung fast verzehnfacht. Bei stenosiertem Hauptstamm erhöht sich das Risiko einer tödlichen Komplikation im Vergleich zu einer koronaren Ein- und Zweigefäßerkrankung um fast das 10fache, im Vergleich zur Dreigefäßerkrankung noch um mehr als das 4fache [13].

Abb. 11.1 veranschaulicht diese Relationen, die sich noch verstärken, wenn gleichzeitig mehrere bedeutsame Risiken zusammentreffen, etwa hohes Alter, Dreigefäßerkrankung und schlechte Ventrikelfunktion. Bei dem hohen Standard der an der SCAI-Studie teilnehmenden Zentren ist fraglich, ob die genannten Mortalitätsziffern künftig noch unterschritten werden können.

Gegenüber dem SCAI-Bericht von 1982 hat sich jedoch bei konstanter Gesamtmortalität von 0,1% eine signifikante Senkung der Mortalität um mehr als die Hälfte in den Risikogruppen „Alter" und „NYHA-IV" um jeweils mehr als die Hälfte und bei den Patienten mit Hauptstammstenosen um 36% gezeigt. Als mögliche Ursachen werden verbesserte konservative Behandlungsmethoden neben Fortschritten der invasiven Diagnostik (Röntgentechnik, Kontrastmittel u.a.) diskutiert. Eine genaue Analyse dieser Befunde ist vorgesehen [13].

In Studien der 70er Jahre wurde wiederholt auf die Abhängigkeit der Komplikationsrate von der Zahl der jährlich in einem Katheterlabor durchgeführten Untersuchungen hingewiesen (vgl. [12]). Die bereits vor 10 Jahren von Gensini [5] geforderte Mortalitätsziffer von 0,1% war nach Untersuchungen von Abrams et al. [1] nur von Zentren erreicht bzw. unterschritten worden, die jährlich mehr als 600 Untersuchungen durchgeführt hatten. Gensini berichtet von nur einem Todesfall (bei einem Patienten mit 99%iger Hauptstammstenose) unter 7000 Untersuchungen und macht hierfür neben sorgfältiger Indikationsstellung und

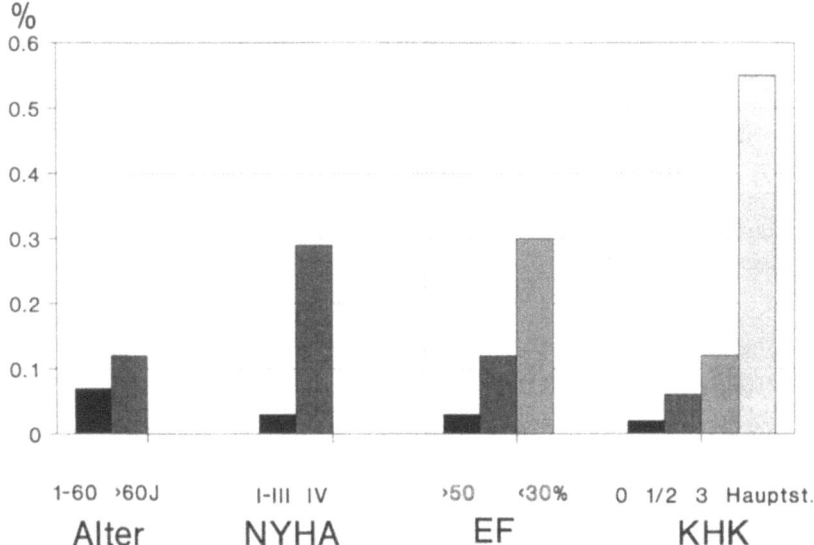

Abb. 11.1. Abhängigkeit des Mortalitätsrisikos (%) des Linksherzkatheters einschließlich Koronarangiographie vom Patientenalter und Schweregrad des Krankheitsbilds. (Nach dem SCAI-Bericht 1989, vgl. [13])

Untersuchungstechnik auch ein „nicht insignifikantes Maß an Glück" verantwortlich. Er schließt sich der Aussage von Sones an, für den die sichere Durchführung qualitativ hochwertiger Untersuchungen eine hohe fachliche Kompetenz voraussetze, die für selbstverantwortliches Arbeiten eine mindestens 2jährige Spezialausbildung erfordere. Das Mortalitätsrisiko dieser Untersuchung solle unter 1:1000 liegen, bei deutlich höheren Zahlen seien mangelhafte Untersuchungstechnik und/oder Urteilsfähigkeit anzunehmen. Gensini fordert dazu auf, bei einer Mortalität von über 0,1% die Methode zu überprüfen und bei über 0,3% ganz aufzugeben [5].

In den ersten Jahren zeigten die meisten Statistiken eine höhere Mortalität bei der Judkins-Methode, die bis zu 5mal höher lag als bei der Sones-Technik. Zunächst hatte man als Ursache die leichtere Erlernbarkeit und dadurch verbreitetere Anwendung auch durch unerfahrene Untersucher diskutiert [2]. Diese Erklärung wird gestützt durch Judkins' eigene Befunde, nämlich eine Mortalität von nur 0,07% bei 7000 Untersuchungen [8]. Andererseits näherten sich die Zahlen beider Methoden weitgehend an, sobald sich Mitte der 70er Jahre die routinemäßige Heparinprophylaxe durchgesetzt hatte, welche die Gefahr der Verschleppung thrombotischen Materials aus der Punktionsstelle bei dem mehrmals notwendigen Katheterwechsel verminderte, allerdings auf Kosten des höheren Blutungsrisikos. Heute unterscheiden sich in geübter Hand beide Methoden weder in den tödlichen noch in den nichttödlichen kardialen Komplikationen signifikant voneinander.

Nichttödliche kardiale Komplikationen

Neben den zerebrovaskulären und den lokalen Gefäßkomplikationen verdienen die nichttödlichen kardialen Zwischenfälle besondere Aufmerksamkeit, da sie Wegbereiter eines letalen Ausgangs sein oder zumindest die Prognose der Grundkrankheit verschlechtern können. Es handelt sich um den untersuchungsbedingten Myokardinfarkt, schwere bradykarde oder tachykarde Arrhythmien und seltenere, z.T. schwerwiegende Komplikationen, die Infarkte und Arrhythmien verursachen, aber auch isoliert auftreten können, weswegen wir kurz darauf eingehen werden. Auch für diese Komplikationen gilt, daß ihre Zahl mit zunehmender Untersuchungshäufigkeit und Erfahrung der Untersucher zurückgeht.

Für den Myokardinfarkt wird im SCAI-Bericht eine Inzidenz von 0.06% angegeben, unabhängig von Alter und Geschlecht, jedoch signifikant höher bei Hauptstammstenose, Ejektionsfraktion unter 30% und Ruhebeschwerden (NYHA-Stadium IV).

Schwere Arrhythmien, definiert als solche, die einer akuten medikamentösen oder elektrischen Therapie bedürfen, traten nach diesem Bericht in 0,47% auf, und zwar wie bei den Infarkten signifikant häufiger bei schlechter Ventrikelfunktion, Hauptstammstenose und NYHA-Stadium IV, aber auch bei über 60jährigen und bei Frauen.

Plötzliches Kammerflimmern tritt erfahrungsgemäß bevorzugt bei Darstellung der rechten Kranzarterie ein, namentlich bei Unterbrechung des Blutflusses durch Abdichtung eines schmalen Ostiums mit dem Katheter. Gleichermaßen tückisch ist die superselektive Sondierung eines proximalen Seitastes (Konusast, Sinusknotenarterie), erkennbar am niedrigen „Verschlußdruck" und an der Stase des Kontrastmittels im Gefäß.

Seltene kardiale Komplikationen sind isolierte Intimaverletzungen mit möglicher Dissektion von Aorta und Koronargefäßen (Abb. 11.2), Ablösung thrombotischen Materials aus wandständigen (Ventrikel-)Thromben oder von thrombosierten nativen oder künstlichen Herzklappen mit der Gefahr der Embolisation in die Koronargefäße

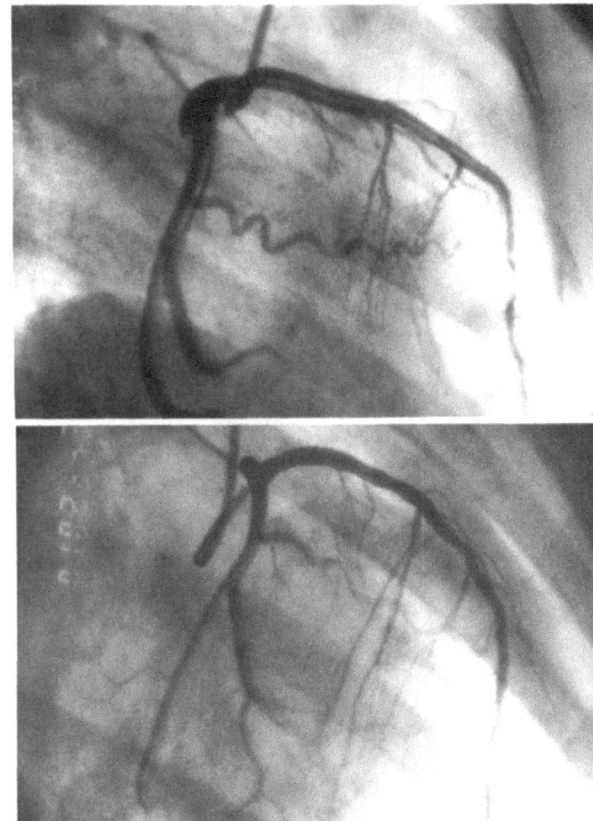

Abb. 11.2. a Darstellung der linken Kranzarterie einer 58jährigen Patientin, angiographiert wegen kombinierten Mitralvitiums und Angina pectoris: Dissektion der Aortenwand im linken Koronarsinus mit Beteiligung des Hauptstamms, des R. interventricularis anterior und des R. circumflexus. Das wahre Gefäßlumen ist nicht verlegt, so daß die wichtigsten Nebenäste durchströmt bleiben. **b** Kontrollangiographie der linken Kranzarterie der gleichen Patientin 3 Wochen später, nachdem unter sofortiger hochdosierter Heparintherapie i.v. über mehrere Tage kein Infarkt beobachtet und auf akute chirurgische Versorgung verzichten worden war. Man beachte die leicht wellige Begrenzung der Gefäßwand nach Thrombosierung des falschen Lumens (die A. circumflexa ist infolge Intubation des RIVA bei kurzem Hauptstamm kontrastärmer dargestellt)

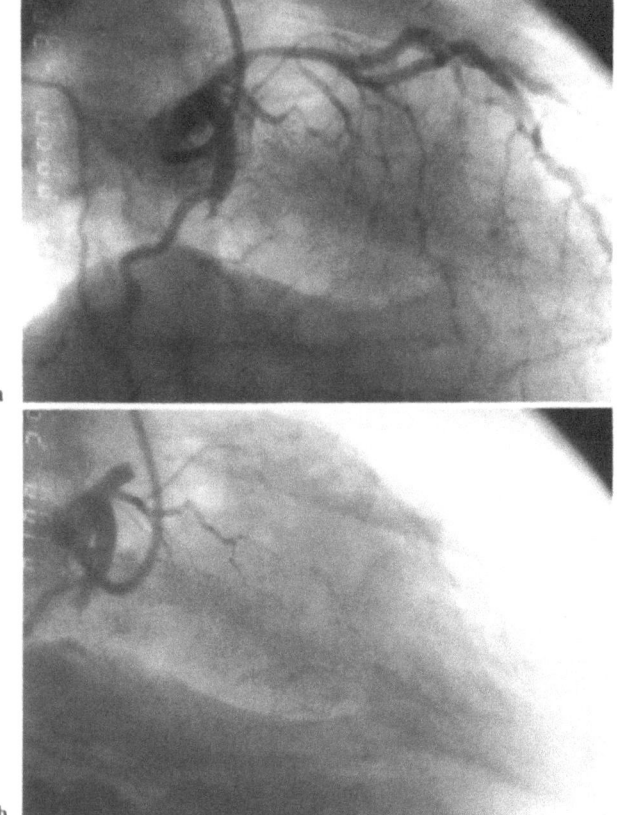

Abb. 11.3. a Linke Kranzarterie eines 69jährigen Patienten mit instabiler Angina pectoris. Bei nachgewiesenem proximalem Verschluß der rechten Kranzarterie zeigt sich der R. circumflexus ebenfalls verschlossen, der RIVA im Anfangsteil 50% stenosiert. **b** Bei der zweiten Injektion plötzlicher Abbruch des RIVA durch akuten thrombotischen Verschluß im Bereich der Stenose. Schwere Vorderwandischämie und Schocksyndrom ließen sich durch sofortige Rekanalisation mittels PTCA durchbrechen

(Abb. 11.3). Ebenso könnte an der Katheterspitze haftendes thrombotisches oder atheromatöses Material [3] aus der punktierten oder passierten Gefäßwand in die Koronarzirkulation gelangen, insbesondere wenn man die unten erwähnten Sicherheitsrichtlinien vernachlässigt. Wandkontakt des Angiographiekatheters bei der Hochdruckinjektion von Kontrastmittel zur Laevographie kann ein Kontrastmitteldepot oder die Perforation der Ventrikelwand hervorrufen, eventuell gefolgt von einer Perikardtamponade. Letztere ist selten auch als direkte katheterbedingte

Verletzungsfolge an der (ischämisch geschädigten) Ventrikelwand möglich. Zahlenmäßig hat die Tamponade bei der Diagnostik der Vitien, insbesondere bei der transseptalen Punktion und in der pädiatrischen Diagnostik, eine höhere Bedeutung. Bei der Therapie des Hämoperikards ist an die Möglichkeit der Rückleitung des Blutes in eine periphere Vene zu denken.

Eine schmerzhafte Punktion der Leiste kann ebenso wie Anstemmen des Katheters im Aortenbogen und Injektion vor allem der rechten Kranzarterie zu überschießender vagaler Reaktion mit Hypotension und Bradykardie führen, die dann eine vorbestehende hämodynamisch instabile Situation kritisch verschlimmern kann. Katheterinduzierte Koronarspasmen sind nicht selten (1% bis 3% der Fälle), sprechen aber in aller Regel auf Nitrate bzw. Kalziumantagonisten an, wenn sie sich nicht nach Korrektur der Katheterlage spontan lösen [12].

Eine Sonderstellung nehmen die kardialen Kontrastmittelreaktionen ein, die zumindest in früheren Jahren bei der Verwendung hochosmolarer ionischer Lösungen zu beobachten waren, und zwar in Form von passageren Bradykardien, ausgeprägten EKG-Veränderungen und bisweilen protrahierten Blutdruckabfällen bis hin zur elektromechanischen Entkoppelung. Glücklicherweise gehören diese Probleme seit der Verwendung nichtionischer Kontrastmittel nicht mehr zu den Alltagssorgen des Katheterlabors. Dagegen ist die nicht oder gerade kompensierte Linksherzinsuffizienz stets mit dem Risiko des akuten Lungenödems durch die Volumenverschiebung in den Intravasalraum behaftet, wenn der osmotisch-diuretische Effekt des Kontrastmittels nicht rechtzeitig greift.

Zunehmendes Alter und Multimorbidität der Herzkranken stellt den Katheteriseur immer wieder vor die Aufgabe, Patienten mit künstlichen Herzklappen zu katheterisieren oder zu dilatieren. Handelt es sich dabei um eine Kippscheibenprothese in Aortenposition (Björk-Shiley, Medtronic-Hall, Lillehei-Kaster, Omniscience u.a.), so ist größte Vorsicht in der Nähe der Klappe geboten: Eine auch nur versehentliche Sondierung des kleineren Segments mit einem gestreckten Katheter (z. B. Sones, Judkins R, Amplatz) kann die vom Blutstrom zugeschlagene Scheibenklappe blockieren, beim Rückzug des Katheters „zurrt" dieser dann die Scheibe fest. Todesfälle sind bei diesem Manöver beschrieben worden [10]. Ist die Sondierung einer mechanischen Klappenprothese aus diagnostischen Gründen unumgänglich, darf sie nur vom Erfahrenen, nur retrograd und ausschließlich im größeren Segment vorgenommen werden. Auch die Sondierung von Bioprothesen hat mit großer Sorgfalt zu geschehen, da die Prothesen häufig degenerativ verändert und nach wenigen Jahren bereits rigide und teilweise funktionell geschädigt sind.

Im ersten Halbjahr 1989 registrierten wir in unserem Labor bei 1401 diagnostischen Herzkathetern einen Todesfall (0,07%), einen Myokardinfarkt (0,07%), drei Fälle von Kammerflimmern bzw. Kammerflattern (0,21%), eine schwere Kontrastmittelreaktion mit protrahiertem Blutdruckabfall 5 min nach Untersuchungsende (0,07%) und 29 bedeutsame vagale Reaktionen, die eine Therapie mit Atropin, Sympathikomimetika und/oder Volumen erforderten (2,06%).

Strategien zur Minderung des Komplikationsrisikos

Aus dem bisher Gesagten wird deutlich, in welchem Maß die kardiale Vorschädigung des Patienten und die mögliche zusätzliche iatrogene Schädigung durch den Katheteriseur das Komplikationsrisiko bestimmen. Aus diesem Grund muß der Untersucher die Krankheitsbilder, die er invasiv weiter abklärt, im einzelnen kennen und sich über den bisherigen Verlauf und Besonderheiten (Aneurysmaverdacht, echokardiographisch vermuteter Ventrikelthrombus, Zusatzerkrankungen, peripherer Gefäßstatus etc.) im klaren sein. Aus dieser Kenntnis kann er den Befund mit einiger Wahrscheinlichkeit voraussehen. Spricht die Befundkonstellation für eine Hauptstammstenose bzw. -äquivalent, dann sollte er die Sondierung behutsam unter dauernder Druckkontrolle und mit vorsichtiger Probe-, evtl. übersichtsweiser Tascheninjektion, beginnen. Ist der Hauptstamm lang und die Stenose von der Katheterspitze weit genug entfernt, so ist das Risiko einer weiteren Läsion gering, wenn keine instabile Angina besteht [6].

Die Eigenelastizität der vorgeformten Katheter verschiedener Stärken und Größen erfordert eine variable Handhabung bei der Sondierung der rechten wie auch – unter anderem Gesichtspunkt – der linken Kranzarterie. Stets ist die gezielte Plazierung (mit Fingerspitzengefühl) unter Monitorkontrolle der Torsionsbewegungen notwendig. Mangelhafte Drehbarkeit ist in der Regel durch Schlängelung der Bauch- und Beckengefäße verursacht und durch Kraftanwendung nicht zu erzwingen. Dies gilt vor allem für die Sondierung der rechten Kranzarterie. Intimaläsionen der Aorten- bzw. der Koronargefäßwand durch „schnellende" Katheter oder die oben schon erwähnten vagalen Reaktionen sind komplikationsträchtige Folgen solcher Manipulationen, ganz abgesehen von der Gefahr der Knickung und Knotenbildung des Katheters [4]. Bedeutende Vagusreaktionen sind nach unserem Eindruck vor allem bei ängstlich gespannten Patienten zu erwarten, die die Leistenpunktion trotz üblicher Anästhesie schmerzhaft erleben und sie dennoch unter Hyperventilation krampfhaft durchstehen wollen. Sachliche Information über alle, auch die unangenehmeren, Untersuchungsschritte beim Aufklärungsgespräch und während der Untersuchung vermögen die Angst und ihre vegetativen Begleiterscheinungen zu mildern. Lassen sich Hyperventilation und Kreislaufreaktion nicht durch beruhigende Zuwendung beeinflussen und treten Bradykardien mit Blockbildern und Blutdruckabfällen unter 70 mmHg auf, muß man rasch mit Atropin (0,25–0,5 mg i.a. bzw. i.v.) entgegenwirken und den Patienten zu ggf. wiederholten kräftigen Hustenstößen auffordern, um eine kritische koronare Minderperfusion zu vermeiden. Möglichst spannungsfreie Lage des Katheters im Koronarostium reduziert auch die Gefahr bedeutsamer Koronarspasmen, denen wir im übrigen durch sublinguale Nitroglyzeringabe unmittelbar vor der Koronarangiographie vorbeugen. Die Eigenelastizität der Judkins-Katheter (für die linke Kranzarterie) läßt diese bei korrekter Größe das Ostium selbst finden. Wesentlich ist hier die grundsätzliche Kontrolle des freien Blutrückflusses und der Luftfreiheit durch kurze Kontrastmittelinjektion vor Sondierung des Hauptstamms. Wichtig ist, den Katheter vor dem selbständigen Hineingleiten in den linken Koronarsinus zur Aspiration und Spülung in der Aorta ascendens zu halten, um iatrogene Koronarembolien sicher zu vermeiden. Diese Technik ist im Kapitel 11 ausführlich beschrieben und wird hier nur wegen ihrer großen prophylaktischen Bedeutung betont. Die routinemäßige Versorgung mit einem externen Schrittmacher [16] ist in unserem Labor bei der Koronarangiographie zu keinem Zeitpunkt praktiziert und nach Abwägen der Nutzen-Risiko-Relation selbst bei der PTCA verlassen worden.

Sofortmaßnahmen bei kardialen Komplikationen

Grundsätzlich gilt, den eingetretenen Schaden sofort und möglichst weitgehend zu begrenzen nach dem obersten Prinzip des *nil nocere*: Ein sich entwickelnder Infarkt bei akuter Koronarthrombose sollte durch rasche (intrakoronare) Fibrinolysebehandlung, notfallmäßige PTCA oder eine Kombination aus beiden Maßnahmen verhindert bzw. begrenzt werden. Im Einzelfall ist eine sofortige Bypass-Operation nicht zu umgehen. Über die erfolgreiche Aspiration eines frischen Thrombus aus der proximalen rechten Kranzarterie und aus einem aortokoronaren Venenbypass wurde berichtet [11]. Ob derartige Versuche den Aufschub etablierter Rettungsmaßnahmen, etwa einer Notoperation, rechtfertigen, muß im Einzelfall oft unter schwierigen Bedingungen vom verantwortlichen Untersucher abgewogen und entschieden werden. Ein sich entwickelndes, medikamentös nicht zu kompensierendes low-output-Syndrom stellt die Indikation zur intraaortalen Gegenpulsation dar. Bei akutem Kreislaufzusammenbruch durch Asystolie, Kammerflimmern oder -flattern läßt sich, bevor der Patient das Bewußtsein verliert, ein Minimalkreislauf durch rhythmisch wiederholte kräftige Hustenstöße für die Dauer einer Minute und länger aufrechterhalten, bis definitive Versorgung möglich ist [14].

Zusammenfassung

Die Inzidenz der tödlichen und nichttödlichen Komplikationen des diagnostischen Linksherzkatheters mit einer seit Jahren beobachteten Größenordnung von rund 1:1000 sind auch für eine diagnostische Methode so hoch, daß diese nur mit strenger Indikation durchgeführt werden darf, zumal bei zusätzlichen Risiken die Mortalität deutlich höher liegt. Da aber gerade in diesen Fällen das spontane Krankheitsrisiko ebenfalls unkalkulierbar hoch ist und eine Alternative zur invasiven Abklärung nicht verfügbar ist, muß man einen hohen Standard der Untersuchungstechnik fordern, der neben moderner apparativer Technologie ein hohes Maß an ärztlicher Erfahrung und Sorgfalt voraussetzt, um dem Patienten das heute international erreichbare Niveau anzubieten. Entsprechende Richtlinien wurden in den letzten Jahren erarbeitet [15]. Sie sollten im Interesse des Patienten als „lohnende Verpflichtung" betrachtet werden.

Literatur

1. Abrams HL (1975) The complications of coronary arteriography. Circulation 51/52 Suppl. II: 27
2. Adams DF, Fraser DB, Abrams HL (1973) The complications of coronary arteriography. Circulation 48: 609–618
3. Drost H, Buis B, Haan D, Hillers JA (1984) Cholesterol embolism as a complication of left heart catheterisation. Report of seven cases. Br Heart J 52: 339–342
4. Gaw J, Matthews NP, Samant DR, Gadgil UG, Venkataraman K (1986) Knotting of a bypass graft catheter: report of a case. Angiology 37/9: 690–693
5. Gensini GG (1980) Coronary arteriography. In: Braunwald E (ed) Heart disease. A textbook of cardiovascular medicine. Saunders, Philadelphia, pp 308–362
6. Gordon PR, Abrams C, Gash AK, Carabello BA (1987) Pericatheterization risk factors in left main coronary artery stenosis. Am J Cardiol 59: 1080–1083

7. Johnson LW, Lozner EC, Johnson S, Krone R, Pichard AD, Vetrovec GW, Noto TJ, Registry Committee of the Society for Cardiac Angiography (1989) Complications of cardiac catheterization: Coronary arteriography 1984–1987: A report of the Society for Cardiac Angiography and Interventions. I. Results and complications. Cathet Cardiovasc Diagn 17:5–10
8. Judkins MP, Grander MP (1974) Prevention of complications of coronary arteriography. Circulation 49:599
9. Kennedy JW (1982) The Registry Committee of the Society for Cardiac Angiography: Symposium on catheterization complications: Complications associated with cardiac catheterization and angiography. Cathet Cardiovasc Diagn 8:5–11
10. Kober G, Hilgermann R (1987) Catheter entrapment in a Björk-Shiley prosthesis in aortic position. Cathet Cardiovasc Diagn 13:262–265
11. Lablanche JM, Fourrier JL, Gommeaux A, Becquart J, Bertrand E (1989) Percutaneous aspiration of a coronary thrombus. Cathet Cardiovasc Diagn 17:97–98
12. Lichtlen P (1979) Koronarangiographie. Perimed, Erlangen, p 140
13. Lozner EC, Johnson LW, Johnson S, Krone R, Pichard AD, Vetrovec GW, Noto TJ, Registry Committee of the Society for Cardiac Angiography (1989) Coronary arteriography 1984–1987: A report of the Registry of the Society for Cardiac Angiography and Interventions. II. An analysis of 218 deaths related to coronary arteriography. Cathet Cardiovasc Diagn 17:11–14
14. Miller B, Lesnefsky E, Heyborne T, Schmidt B, Freeman K, Breckinridge S, Kelley K, Mann D, Reiter M (1989) Case reports: Cough-cardiopulmonary resuscitation in the cardiac catheterization laboratory: Hemodynamics during an episode of prolonged hypotensive ventricular tachycardia. Cathet Cardiovasc Diagn 18:168–171
15. Sheldon WC (1989) A short history of the Society of Cardiac Angiography. Cathet Cardiovasc Diagn 17:1–4
16. Zir LM, Miller SW, Dinsmore RE (1980) Coronary angiography and left ventriculography. In: Johnson RA, Haber E, Austen WG (eds). The practice of cardiology. Brown, Boston, pp 1069–1080

12 Die diagnostische Herzkatheteruntersuchung: Aktueller Stand

J. Dyckmans

Die Herzkatheteruntersuchung unterteilt sich grundsätzlich in die Rechts- und in die Linksherzkatheterisierung. Bei der Rechtsherzkatheteruntersuchung unterscheidet man zwischen den Einschwemmethoden, die mit einem dünnen, im Blutstrom flottierenden oder mit einem ballonbewehrten (Swan-Ganz-)Katheter ohne Röntgendurchleuchtung durchgeführt werden. Demgegenüber steht die meist parallel zum Linksherzkatheter mit etwas steiferen steuerbaren Kathetern durchgeführte Rechtsherzkatheterisierung unter Röntgenkontrolle. Die Linksherzkatheteruntersuchung wird unter Röntgenkontrolle durchgeführt. Blinde retrograde Linksherzkatheterisierungen sind möglich, spielen aber praktisch keine Rolle.

Rechtsherzkatheter

Der Rechtsherzkatheter kann nach Punktion der V. femoralis von der (meist rechten) Leiste aus oder der V. basilica (am besten vom linken Arm) aus durchgeführt werden. Es können dann folgende Informationen erhalten werden: Drücke in den Herzhöhlen und in der A. pulmonalis und der Pulmonalkapillardruck. Bei offenem Foramen ovale oder nach transseptaler Punktion – dies ist nur von der rechten Leiste aus möglich – ist der linke Vorhofdruck zu messen. Kontrastmittelinjektionen geben Auskunft über die Anatomie am Injektionsort und in den nachgeschalteten Herz- und Gefäßregionen. Die dargestellten Herzregionen lassen sich dabei auch in ihrer Funktion beurteilen. Außerdem läßt sich die Schließfunktion der dem Injektionsort unmittelbar vorgeschalteten Klappe beurteilen. Austastungen des rechten Vorhofs (beim Vorgehen von der rechten Leiste aus) ermöglichen den Nachweis eines Vorhofseptumdefekts und fehlmündender Lungenvenen. Blutentnahmen zur Oxymetrie oder zur Erstellung von Indikatorverdünnungskurven machen die Messung des Herzminutenvolumens und von Shuntblutmengen möglich.

Linksherzkatheter

Bei der Linksherzkatheterisierung werden ebenfalls die entsprechenden Druckmessungen und Kontrastmittelinjektionen durchgeführt. Der linke Vorhof wird normalerweise nicht von der arteriellen Seite aus sondiert. Kontrastmittelinjektionen geben anatomische und funktionelle Informationen über die linke Kammer (global und regional) und über die Schließfähigkeit der Aorten- und Mitralklappe. Die häufigste Fragestellung der Linksherzkatheterisierung ist heute die nach der Koronaranatomie. Zum Nachweis von Klappenstenosierungen reicht es in manchen Fällen aus, eine Rückzugskurve anzufertigen, so daß unmittelbar hintereinander gemessene Druckkurven den Klappengradienten ausreichend exakt bestimmen lassen. In der Regel sollte der Klappengradient durch Planimetrierung von simultan vor und hinter der Klappe gemessenen Druckkurven bestimmt werden. Dies gilt insbesondere an den AV-Klappen und in jedem Fall bei absoluter Arrhythmie oder aus anderen Gründen alternierenden Druckkurven.

Indikationen zur Linksherzkatheterisierung

Die Indikationen zum Linksherzkatheter sind die Abklärung eines Vitiums und die Koronardiagnostik.

Die Abklärung eines Vitiums

Die Abklärung eines Vitiums mittels Katheteruntersuchung ist nur indiziert, wenn sich aus den Daten der Voruntersuchung (Klinik, Echokardiographie, Echodoppler, evtl. Pulmonalisdruck unter Belastung) die Indikation zum invasivtherapeutischen Vorgehen, z. B. Klappenersatz oder Valvuloplastie, ergibt. Mit den nichtinvasiven Mitteln ist in den allermeisten Fällen ein Vitium hinsichtlich seiner Anatomie und seiner funktionellen Auswirkungen so ausreichend diagnostizierbar, daß über ein weiteres konservatives Vorgehen oder die Notwendigkeit einer invasiven Therapie entschieden werden kann. Die Herzkatheteruntersuchung ist somit bei Vitien als präoperative Befundbestätigung aufzufassen, die dem Operateur zusätzliche anatomische Einzelheiten vermittelt. Bei Patienten über 40 Jahren sollte durch gleichzeitige Koronarangiographie nach einer zusätzlich bestehenden koronaren Herzkrankheit gesucht werden.

Indikation zur Koronarangiographie

Die häufigste Indikation zum Linksherzkatheter ist die Koronarangiographie. Die selektive Koronarangiographie ist die einzige Methode, die exakte diagnostische Kriterien über das definitive Vorliegen und das morphologische Ausmaß einer koronaren Herzkrankheit liefert. Im Gegensatz zur Vitiendiagnostik erlauben die nichtinvasiven Untersuchungsmethoden hier nicht, den sicheren Nachweis der KHK zu führen und deren anatomisches Ausmaß zu bestimmen. Differentialtherapeutische Fragestellungen zur Entscheidung über chirurgische Bypass-Versorgung oder perkutane Koronarangioplastie sind ebenso wie einige prognostische Kriterien nur durch eine Koronarangiographie zu beantworten. Somit erscheint es einerseits sehr wünschenswert, von jedem Patienten mit Verdacht auf KHK aus prognostischen und differentialtherapeutischen Gründen die Koronaranatomie zu kennen bzw. bei wenig oder atypisch symptomatischen Patienten die Diagnose zu bestätigen oder auszuschließen. Andererseits ist die Koronarangiographie materiell aufwendig und für den Patienten mit einem gewissen Risiko verbunden. Es muß daher dafür gesorgt werden, daß nur Patienten zur Koronarangiographie kommen, bei denen man mit hoher Wahrscheinlichkeit aus dem Befund wichtige Konsequenzen zieht. Bei welchen Patienten sind solche Konsequenzen zu erwarten?

Angina pectoris

Aus den Ergebnissen der großen Bypass-Studien wissen wir, daß dazu alle Patienten mit Angina pectoris Stadium 3 nach Klassifikation der Canadian Cardiovascular Society (CCS) und Ischämiezeichen im Belastungs-EKG auf mittlerer und niedriger Belastungsstufe gehören [2, 3, 14]. Für diese Patienten bietet sich in vielen Fällen (bei Dreigefäßerkrankung oder Zweigefäßerkrankung mit LAD-Beteiligung sowie bei Hauptstammbefall) aus prognostischen Gründen ein operatives Vorgehen an. Eine OP-Indikation ergibt sich jedoch auch aus Gründen der Symptomlimitierung. Für die PTCA liegen bisher keine Ergebnisse vor, die eine Verbesserung der Prognose quo ad vitam durch diese Behandlung nachweisen, sie eignet sich aber sehr gut zur Symptomverbesserung und zur Prävention kardialer Ereignisse. Screening-Methode der Wahl vor Koronarangiographie ist das Belastungs-EKG [9]. Für Patienten ohne Infarktanamnese und mit negativem Belastungs-EKG besteht kaum eine Indikation zur Koronarangiographie.

Infarkt

Infarktpatienten, insbesondere nach erfolgreich lysiertem Infarkt, nach nicht transmuralem Infarkt oder mit persistierenden Beschwerden, sollten unabhängig vom Befund im Belastungs-EKG angiographiert werden. Allerdings sollte auch bei diesen Patienten, falls der Infarkt länger als 14 Tage zurückliegt, vor der Angiographie ein Belastungs-EKG durchgeführt werden, da sich hieraus wichtige Entscheidungskriterien hinsichtlich einer evtl. in Frage kommenden Intervention ergeben. Die Ansichten über die Indikation zur Angiographie sind jedoch nicht einheitlich, und es ist in diesem Rahmen nicht möglich, auf die Probleme der Revaskularisierbarkeit von teilinfarzierten Arealen (Problem Narbe, Ruheischämie) einzugehen. Es gibt jedoch vermehrt Hinweise darauf, daß Patienten mit einem offenen und nicht hochgradig stenosierten Infarktgefäß eine günstigere Langzeitprognose haben. Daraus könnte sich die Indikation ergeben, jeden Patienten nach einem Infarkt einer Koronarangiographie zuzuführen. Festzuhalten bleibt, daß ohne Belastungs-EKG keine Angiographie durchgeführt werden darf, außer beim frischen Infarkt in den ersten 14 Tagen oder bei instabilen Patienten, bei denen z. B. im Angina-pectoris-Anfall Ischämiezeichen im EKG schon nachgewiesen und lokalisiert sind.

▷ Merke: Ein instabiler Patient, der aus dem Bett kann, ist auch auf dem Ergometer zu untersuchen.

Vordiagnostik

Andere nichtinvasive Methoden sind zur Diagnosestellung einer KHK nicht geeignet. Mit der Echokardiographie kann man zwar regionale und globale Funktionseinschränkungen erkennen, deren Ursache kann jedoch nur anamnestisch erschlossen werden. Die Myokardszintigraphie gibt Auskunft über Narben und Belastungsischämien, mit manchen Methoden auch über Ruheminderperfusionen. Steht dahinter auch meist eine KHK, so ist sie damit im Einzelfall noch nicht bewiesen und bedarf der angiographischen Klärung. Diese Methoden sind allerdings sehr gut geeignet zur Prüfung der Relevanz von nicht sicher beurteilbaren Koronarstenosen und zur Ischämielokalisation. Daher sollten diese Methoden im allgemeinen der Angiographie nachgeschaltet werden und dann im Bedarfsfall zur Anwendung kommen. Binnenraumszintigraphie und Pulmonalisdruckmessung in Ruhe und unter Belastung geben Auskunft über das Ausmaß der ischämiebedingten Funktionseinschränkung, können die Diagnose aber nicht sichern, sondern nur wahrscheinlich machen.

Durchführung der Koronarangiographie

Technische Voraussetzungen

Röntgeneinheit, Bildaufnahme

Um alle Abschnitte des koronaren Gefäßbaums überlagerungsfrei darstellen zu können, braucht man eine Röntgeneinrichtung mit großer Bewegungsfreiheit der Ebene von Röntgenstrahler und Bildverstärker mit Kinokamera. Sie muß einmal eine Rotation von 0–90° nach RAC und LAO zulassen. Zum anderen muß die Aufnahmerichtung bis 40° nach kranial und kaudal in allen Rotationspositionen angulierbar sein. Die früher vielfach üblichen Systeme, bei denen der Patient zur Änderung der Projektionsrichtung mit einer Wanne gedreht wurde, sind wegen der fehlenden Angulationsmöglichkeit obsolet.

Der Bildverstärker sollte von einem 9-Zoll-Bilddurchmesser für die Ventrikulographie auf 5–7 Zoll für die Koronarangiographie umschaltbar sein. Die 35-mm-Kamera sollte Aufnahmefrequenzen von 12,5, 25 und 50 Bildern ermöglichen. Neben der Filmdokumentation ist eine parallele Videoaufzeichnung notwendig. So kann man sich am Ende der Untersuchung vergewissern, ob das gewonnene Bildmaterial für die Auswertung ausreichend ist. Eine biplane Anlage, die bei einer Kontrastmittelinjektion die gleichzeitige Aufnahme in zwei verschiedenen frei wählbaren Projektionen erlaubt, hat insbesondere bei der Ventrikulographie den Vorteil, daß Kontrastmittel und Zeit gespart und damit die Patientenbelastung reduziert wird. Auch die interventionellen Techniken werden durch eine biplane Anlage schneller und sicherer. Aus finanziellen Gründen wird man allerdings häufig auf diese Vorteile verzichten müssen.

Biosignalregistrierung

Der Arbeitsplatz muß für die Monitor- und Papieraufzeichnung von 3 EKG-Ableitungen und mindestens einer Druckkurve ausgerüstet sein. Die 3 EKG-Ableitungen sollte man aus den 12 Standardableitungen nach Bedarf auswählen können. Um eine Druckkurve zu erhalten, benötigt man einen Druckwandler, der die von der Katheterspitze über die Flüssigkeitssäule mitgeteilten Druckschwankungen in elektrische Signale umwandelt. Für die Vitiendiagnostik wird die Registrierung von zwei parallelen Druckkurven benötigt.

Die diagnostische Herzkatheteruntersuchung: Aktueller Stand

Kontrastmittelspritze

Zur Kontrastdarstellung der großen Gefäße und der Kammern ist eine maschinelle Kontrastmittelinjektionsspritze erforderlich. Diese muß das Kontrastmittel mit vorgewählten Flowraten zwischen 1 und 40 ml/s applizieren können, wobei der maximale Druck auf eingestellte Werte, z. B. der Katheterbelastbarkeit (meist 70 atü), begrenzbar sein muß. Die Kontrastmittelinjektion in die Koronararterien kann mit einer handelsüblichen Einmalspritze durchgeführt werden. Zur besseren Kraftentfaltung kann man jedoch auch eine metallbewehrte Glasspritze benutzen, an der Griffe zum Einlegen der Finger angebracht sind. Man kann so den Injektionsdruck und damit den maximal erreichbaren Flow erhöhen. Spritzen dieser Art werden jetzt auch in unterschiedlichen Ausführungen als Einmalartikel angeboten. Für die intrakoronare Kontrastmittelinjektion stehen auch Handgeräte zur Verfügung, die den Injektionsdruck selbst aufbauen. Auch wird die Koronardarstellung mit der zur Ventrikulographie verwendeten Kontrastmittelspritze beschrieben. Mit beiden Verfahren haben wir keine Erfahrung. Für alle Kontrastmittelinjektionen sollte das Kontrastmittel auf Körpertemperatur gebracht werden. Die Viskosität der Kontrastmittel nimmt nämlich mit steigender Temperatur ab, so daß bei gleichem Druck ein höherer Kontrastmittelflow erreicht werden kann. Eine Kontrastmittelspritze sollte daher mit einer entsprechenden Aufwärmeeinrichtung versehen sein. Das handinjizierte Kontrastmittel sollte auf 37 °C vorgewärmt sein.

Kathetereigenschaften

Neben den Katheterformen, auf die wir noch zu sprechen kommen, sind bei der Katheterauswahl technische Bedingungen zu berücksichtigen. Das bezieht sich einmal auf Materialeigenschaften. Ohne hier auf einzelne Materialien und Aufbauarten einzugehen, ist darauf zu achten, daß die Katheter eine gewisse Form- und Drehstabilität haben und diese auch unter Körpertemperatur behalten, damit sie ausreichend steuerbar sind. Dies gilt vor allem für die Formen, mit denen man zum Aufsuchen des Koronarostiums manipulieren muß. Zum anderen betrifft das die Katheterdicke und hier – ausreichende Stabilität vorausgesetzt – nur das Innenlumen, das groß genug sein muß, um eine der jeweiligen Aufgabe entsprechende Flowgeschwindigkeit des Kontrastmittels zu gewährleisten. Für die Darstellung der großen Gefäße waren uns eigentlich immer Flowraten von 24 ml/s ausreichend. Für die Koronarien kommt man, abhängig von Größe und Gewicht des Patienten, meist mit Kathetern aus, die einen Maximalflow (bezogen auf 70 atü) von 16–20 ml/s haben. Für die linke Kranzarterie wird ein solcher Flow unter ungünstigen Bedingungen sicher nicht ausreichen. Bisher bevorzugen wir daher 7-Charr-Katheter, bei denen der linke Koronarkatheter einen Maximalflow von 24 ml/s erlaubt. Nach erstem probeweisem Einsatz scheinen, zumindest für Patienten, die einen Broca-Index von 1,0 nicht überschreiten, dünnlumige Katheter mit gutem Erfolg einsetzbar zu sein.

Monitoring

Die Aufzeichnung des Ventrikeldrucks – insbesondere des diastolischen Anteils – stellt an das Druckübertragungs- und Druckwandelsystem hohe Anforderungen, wenn nicht grobe Verzeichnungen in Kauf genommen werden sollen. Der Untersucher hat daher auf der Seite des Druckübertragungssystems mit großer Sorgfalt dafür zu sorgen, daß das System frei von jeglichem noch so geringem Lufteinschluß ist. Bei der Koronarangiographie muß der Koronarkatheter ständig mit dem Druckwandler über einen Druckschlauch verbunden sein, damit der Druck an der Katheterspitze kontinuierlich auf dem Monitor verfolgt werden kann. An der Verbindung zwischen Katheter und dem zum Druckwandler führenden Druckschlauch benötigt man einen Dreiwegehahn, der dergestalt arbeitet, daß beim Umlegen des Hahnes über den dritten Port Spülflüssigkeit oder Kontrastmittel durch den Katheter gegeben werden können, gleichzeitig der Druckausgang aber verschlossen wird, damit der Druckwandler durch den Injektionsdruck nicht überlastet und beschädigt werden kann. Somit ist bis auf die wenigen Sekunden während der Injektion eine ständige Monitorkontrolle des Aortendrucks gegeben. Solche Hähne können auch zu „Hahnbänken" in Reihe geschaltet werden, so daß Kontrastmittel und Spüllösung über gesonderte Leitungen ohne Absetzen der Spritze aufgezogen werden können. Unseres Erachtens wird dieser Mehraufwand an Material nicht durch mehr Sicherheit und schnelleres Arbeiten wettgemacht. Wir bevorzugen das wechselnde Aufsetzen von Spül- bzw. Kontrastmittelspritze. Bei Ansetzen der Spritze muß man immer auf freien Rückfluß achten, um Lufteinschlüsse mit Sicherheit zu vermeiden. Bei den Hahnbanksystemen kommt es beim Ansaugen in die Spritze immer wieder zu kleinen Lufteinschlüssen im System, die dann gesondert zu entfernen sind.

Kathetertechnik

Übersicht

Die selektive Koronarangiographie wurde 1962 von Sones u. Shirey [12] eingeführt. Bei dieser Methode wird der Katheter nach Freilegung und Eröffnung der A. brachialis rechts eingeführt, und nach der Angiographie erfolgt der Nahtverschluß der Arterie. Diese Methode ist weit verbreitet. Der Zugang vom Arm aus wird heute auch häufig durch Arterienpunktion hergestellt [4, 5, 8]. Diese Methode hier darzustellen, würde den vorgegebenen Rahmen sprengen. Die selektive Koronarangiographie über eine Punktion der A. femoralis wurde 1967 von Judkins in die Klinik eingeführt (s. Kap. 1; [7]). Im Gegensatz zur Methode nach Sones wird hierbei sowohl zur Lävokardiographie als auch für jede Kranzarterie ein eigener Katheter gebraucht. In Statistiken früherer Jahre stellte sich die Judkins-Methode als risikoreicher dar. Das hatte wohl seinen Grund darin, daß die Judkins-Methode von den später anfangenden Untersuchungszentren mit den zunächst kleineren Untersuchungszahlen und der geringeren Erfahrung bevorzugt wurde, weil sie leichter erlernbar ist. Die kardiale Komplikationsrate ist nicht mehr von der Methode, sondern von der Untersuchungszahl pro Untersucher, d. h. von der Erfahrung des Untersuchers abhängig [6].

Neben den Judkins-Katheterformen (Abb. 12.1, 2 u. 3 von rechts; 12.2, 3 u. 4 von rechts) wurden noch weitere, auch für den Femoraliszugang geeignete Katheterformen entwickelt, so die Kathetertypen von Amplatz [1], (Abb. 12.1 links, Abb. 12.2 links) und der dem Sones-Katheter ähnliche Multipurpose-Katheter nach Schoonmaker [11], mit dem man ohne Katheterwechsel die komplette Angiographie durchführen kann. Diese Katheter erfordern alle eine spezielle Vorgehensweise.

Koronarangiographie nach Judkins

Wir beschreiben hier unser Vorgehen bei der Routinekoronarangiographie mit Zugang von der A. femoralis aus. Wir verwenden dabei routinemäßig zum Lävogramm einen Pigtail-Katheter und für die Koronarien die Judkins-Katheter. Nur wenn mit diesen die Koronarostien nicht erreicht werden können, kommen auch andere Kathetertypen zum Einsatz.

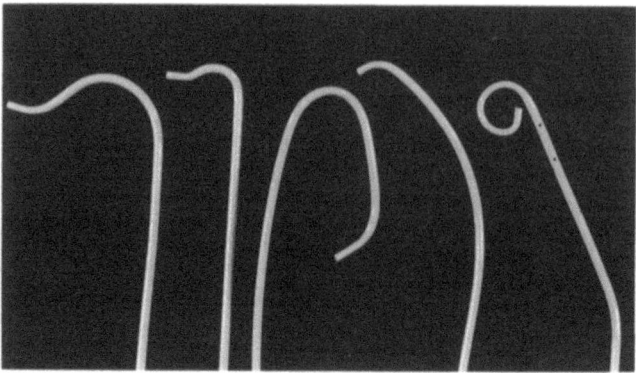

Abb. 12.1. 7-Charr-Kathetersortiment (Fa. USCI). Von rechts nach links: Pigtail-Katheter, rechts- und linkskoronarer Judkins-Katheter sowie rechts- und linkskoronarer Amplatz-Katheter

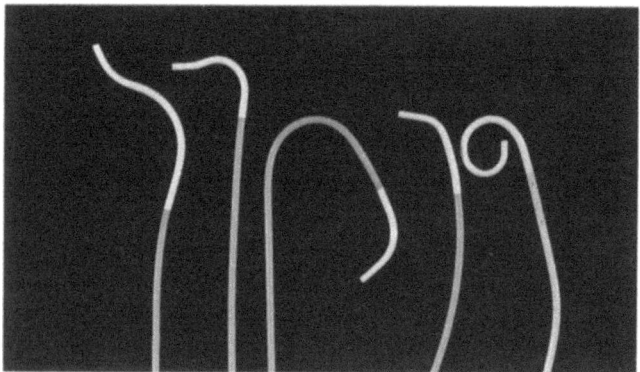

Abb. 12.2. 6-Charr-Kathetersortiment (Fa. Mallinckrodt). Von rechts nach links: Pigtail-Katheter, rechts- und linkskoronarer Judkins-Katheter sowie Amplatz-Katheter

Prämedikation

Die Patienten sollen am Tag der Angiographie ihre übliche Medikation erhalten. Geschieht das nicht, so riskiert man, daß die Patienten symptomatisch „auf den Tisch kommen" und vor der Untersuchung unter Zeitverlust akut behandelt werden müssen. Eine spezielle Prämedikation ist nicht erforderlich, jedoch kann bei entsprechendem Patientenwunsch eine leichte Sedierung durchgeführt werden.

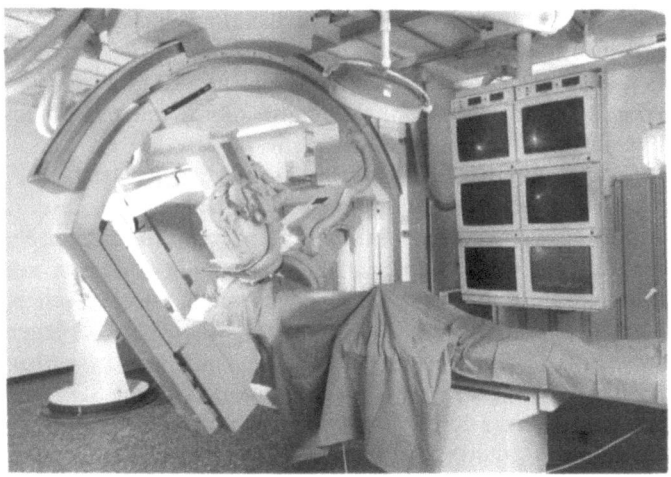

Abb. 12.3. Röhrenposition RAO 30°, LAO 60°, ohne Angulation

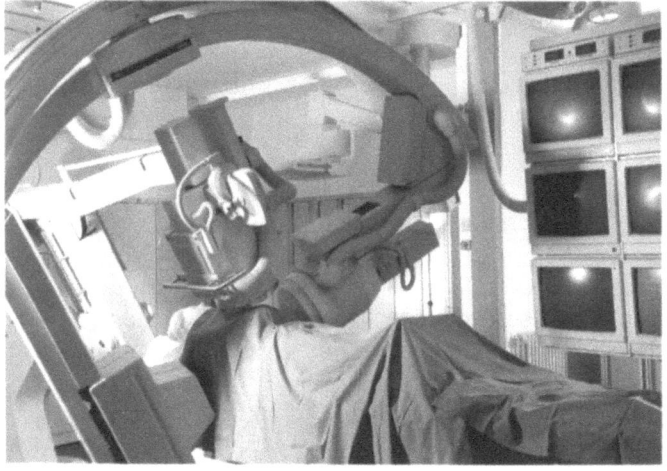

Abb. 12.4. Röhrenposition RAO 30°, LAO 60° kaudokranial anguliert

Heparinisierung

Patienten ohne Vorbehandlung applizieren wir zu Beginn der Katheteruntersuchung 30 E Heparin/kg KG. Bei kurzen Katheterzeiten ist die Heparinisierung wohl nicht unbedingt erforderlich, mag aber doch zu erhöhter Sicherheit beitragen, zumal eine gewisse Förderung der Thrombogenität durch nichtionische Kontrastmittel diskutiert wird [9]. Da wir die Schleuse nicht unmittelbar nach der Untersuchung entfernen, wird das Abdrücken der Einstichstelle durch die Heparinisierung auch nicht erschwert. Eine Antagonisierung mit Protaminchlorid nach Beendingung der Untersuchung führen wir daher nicht durch.

Um eine Weitstellung der Koronararterien und damit eine bessere Demaskierung anatomischer Veränderungen zu erreichen, erhalten die Patienten 1,2 mg eines Glyceroltrinitrats als Aerosol unmittelbar vor der Koronarangiographie. Dies geschieht erst nach dem Lävogramm, um die Messung des enddiastolischen Ventrikeldrucks nicht zu verfälschen. Die Nitratgabe muß natürlich dann unterbleiben, wenn das Vorliegen von Koronarspasmen nachgewiesen oder durch einen Methergintest provoziert werden soll. Für den Fall, daß spasmusverdächtige Stenosen vorliegen oder wir Spasmen durch den Katheter induzieren, halten wir 1 mg Glyceroltrinitrat verdünnt in 5 ml NaCl zur schrittweisen intrakoronaren Injektion bereit.

Antibiotische Vorbehandlung

Eine Antibiotikaprophylaxe im Rahmen der Katheteruntersuchung und Koronarangiographie ist *nicht* indiziert.

Vorbehandlung bei bestimmten Risiken

Bei der Standardkatheteruntersuchung benötigen wir keinen venösen Zugang. Liegen jedoch besondere Risiken vor, sollte ein venöser Zugang zur unmittelbaren Vorbehandlung und zur sofortigen Therapiemöglichkeit gelegt werden.

Bei Patienten mit eingeschränkter Nierenfunktion ist darauf zu achten, daß sie ausreichend hydriert sind. Dies ist bei Nüchternheit seit dem Vorabend oft ohne Infusionen nicht garantiert. Auch während und sofort nach der Untersuchung sollten diese Patienten zur besseren Kontrastmittelausscheidung reichlich Flüssigkeit erhalten.

Die meisten von Patienten angegebenen Kontrastmittelallergien beruhen auf Kontrastmittelunverträglichkeiten, häufig verursacht durch ionische Kontrastmittel, und nicht auf einer echten Jodallergie. Wenn nach genauerer Anamnese eine echte Kontrastmittelallergie nicht sehr wahrscheinlich ist, so behandeln wir nicht prophylaktisch. Bei erwiesener oder sehr wahrscheinlicher Kontrastmittelallergie geben wir vorher

80 mg Triamcinolon (Volon A Kristallsuspension, was sich wegen der schnellen Verfügbarkeit im Katheterraum anbietet) und einen H_1-Blokker (1 Amp. Tavegil). Auf die i.v.-Gabe eines H_2-Antagonisten (z. B. Tagamet) verzichten wir zunächst, da hierdurch auch Koronarspasmen provoziert werden könnten. Diese Prophylaxe hat sich bisher immer als ausreichend erwiesen. Bisher unbekannte Kontrastmittelallergien zeigen sich gelegentlich nach der Untersuchung durch Quaddeln und andere leichte Reaktionen an. Schwerere Reaktionen, die massivere Gegenmaßnahmen erfordern, sind extrem selten.

Sondierung des linken Ventrikels

Über den langen Draht (145 cm), über den die Schleuse eingeführt und der im Gefäß belassen wurde, führen wir den Pigtail-Katheter (Abb. 12.1 rechts, Abb. 12.2 rechts) bis in die Aorta descendens ein. Der Katheter wird dann nach Entfernung des Drahtes gespült und an die Drucklinie angeschlossen. Zu diesem Zeitpunkt geben wir 300 E Heparin/kg KG intraarteriell. Nach Plazierung in der Aorta ascendens und Druckregistrierung wird der Katheter durch die Aortenklappe in die linke Herzkammer gesteuert. Durch leichtes Drehen im Uhrzeigersinn gelingt es meist, sich zwischen akoronarer und links-(rechts)koronarer Tasche hindurchzutasten. Gelegentlich muß man auch den Katheter, evtl. mit Hilfe des um einige Zentimeter herausragenden Führungsdrahts, mit einer rückwärtsgerichteten Krümmung in die linkskoronare Tasche legen, damit er dann unter vorsichtigem Zurückziehen zwischen links- und rechtskoronarer Tasche in den Ventrikel gleitet. Für Gensini- und Multipurpose-Katheter gilt prinzipiell das gleiche Vorgehen. Durch die vorherige Drehung im Uhrzeigersinn neigt der Katheter jetzt dazu, am Septum anzuliegen und Extrasystolen auszulösen. Durch Drehen gegen den Uhrzeigersinn erreicht man eine freie Lage im Ventrikel. Weiteres Zurückdrehen nähert den Katheter der Hinterwand und führt auch dort zu Extrasystolen. Bei *extrasystolenfreier* Lage wird der Ventrikeldruck gemessen, wobei der diastolische Druck mit hoher Empfindlichkeit gesondert zu registrieren ist.

Lävogramm

Die anschließend durchgeführte Angiographie der linken Herzkammer wird bei normaler Lage des Herzens in den Röhrenpositionen 30° RAO und 60° LAO aufgenommen (Abb. 12.3). Insbesondere in LAO kann das

Herz dabei im Wirbelsäulenschatten liegen, so daß man auf 70–80° gehen muß. Will man in der LAO-Projektion den Ventrikel nicht nur von der Spitze sehen, sondern Septum und Lateralwand entfaltet haben, empfiehlt sich eine Angulation nach kranial. Die Kontrastmittelinjektion erfolgt bei tiefer Inspiration im Atemstillstand. Vorher muß man sich vergewissert haben, daß das Herz in dieser Inspirationsstellung auch richtig und überlagerungsfrei in die Bildmitte kommt. Testinjektionen sind bei einem freiliegenden Pigtail-Katheter in der Regel nicht notwendig. Bei anderen Kathetern sollte man eine manuelle Testinjektion mit 5 ml Kontrastmittel machen, um eine Lage des Katheters in den Trabekeln auszuschließen. Dies würde zu vermehrter Extrasystolie und evtl. auch zu einer subendokardialen Injektion führen. Beim Anschluß der Kontrastmittelspritze ist darauf zu achten, daß das Blut frei aus dem Katheter zurückfließt. Die Kontrastmittelspritze muß nach unten geneigt sein, damit eventuell vorhandene Luftblasen sich oben am Kolben sammeln. Der Kolben wird jetzt leicht vorwärtsbewegt, so daß der Druckschlauch mit Sicherheit blasenfrei ist und durch den Blutstrom aus dem Katheter und durch den Kontrastmittelstrom aus dem Druckschlauch der Spritze ein Lufteinschluß bei der Verbindung der beiden Teile ausgeschlossen ist.

Nach Kontrastmittelapplikation und Spülung des Katheters erfolgt eine erneute Druckmessung. Zunächst wird der diastolische Druck mit großer Meßempfindlichkeit registriert, dann der systolische Druck unter Rückzug des Katheters in die Aorta. So kann ein eventuell bestehender Druckgradient an der Aortenklappe nachgewiesen werden.

Katheterwechsel

Zum Wechsel der verschiedenen Katheter und zum Einlegen des Schleusenmandrins nach Abschluß der Untersuchung benutzen wir den Führungsdraht, so daß die, insbesondere bei älteren Menschen, kritische Passage der Region unterhalb der Aortenbifurkation nicht ein zweites Mal mit dem Führungsdraht vorgenommen werden muß. Beim Wechsel auf die Koronarkatheter führt der Führungsdraht den Katheter bis in die Aorta ascendens. Nach Entfernen des Führungsdrahts wird der Katheter an den Dreiwegehahn angeschlossen und bei freiem Rückfluß von Blut wird der Katheter gespült. Erfolgt kein freier Blutrückfluß, was insbesondere beim linkskoronaren Katheter vorkommen kann, so liegt der Katheter der Wand an und muß etwas zurückgezogen werden. Stärkeres Aspirieren mit der Spritze ist nicht opportun, da dabei Material aus arteriosklerotischen Auflagerungen angesaugt werden kann. In seltenen Fällen (etwa 1%) ist der Katheter durch ein kleines Koagel verlegt und nicht freizubekommen. Man sollte dann den Katheter bis unter die Höhe der Nierenarterien ziehen, bei glatten Beckenarterien eventuell auch tiefer, spülen und erneut mit vorangehendem Führungsdraht vorschieben. Der Draht ist selbstverständlich jeweils nach Entfernen aus dem Katheter mit einem nassen Tupfer sorgfältig zu säubern und so für den nächsten Katheterwechsel vorzubereiten.

Koronarangiographie

Wie schon oben dargestellt, benötigt man bei der Judkins-Methode verschiedene Katheterformen für die einzelnen Kranzarterien. Es gibt i. allg. keinen zwingenden Grund, mit einer bestimmten Kranzarterie zu beginnen. Wir beginnen mit der rechten Kranzarterie, weil wir so die Position der Röntgenröhren am wenigsten während der Untersuchung verändern müssen und somit Zeit einsparen. Sollen Bypasses dargestellt werden, beginnen wir mit der linken Kranzarterie, um dann nach der rechten ohne Katheterwechsel die Bypasses aufzusuchen.

Rechte Koronararterie

Nach dem Lävogramm erfolgt also zunächst der Wechsel auf den rechten Judkins-Katheter. Meistens wird die Größe 4 ausreichen. Beim Vorschieben des Katheters über den Aortenbogen dreht man ihn im Uhrzeigersinn so, daß die Spitze frei in die rechtskoronare Tasche zeigt. So liegt die Spitze nicht der Aortenwand an. Der Führungsdraht wird nun entfernt. Beim Vorschieben ohne Draht riskiert man, in Seitäste der Aorta descendens zu gelangen und evtl. auch Material aus arteriosklerotischen Plaques in die Katheterspitze aufzunehmen. Nach Anschluß an das Drucksystem, nach Spülung und Aufsetzen der kontrastmittelgefüllten Spritze dreht man den Katheter sowohl am Rotator mit der rechten als auch am Eingang in die Schleuse mit der linken Hand im Uhrzeigersinn. Ausgangspunkt für die Drehung ist entweder die Tiefe des rechtskoronaren Sinus oder die Aorta ascendens direkt darüber. Je nach Ausgangslage wird man nun den Katheter leicht zurückziehen und vorschieben, was dazu beiträgt, daß sich die Drehbewegung auch gut auf die Katheterspitze überträgt. Die durch die Drehbewegung auf den Katheter übertragene Spannung sollte so gering wie nur möglich sein und muß insbesondere bei weiter rechts liegendem Koronarostium sofort nach Intubation zurückgenommen werden, da sonst der Katheter das Ostium unter fortgesetzter selbständiger Drehbewegung wieder verläßt. Dieses schneebesenartige Verhalten des Katheters sollte zumindest beim wiederholten Versuch vermieden werden. Bei unserer biplanen Anlage benutzen wir zur Darstellung der rechten Koronararterie meist die Projektionen 30° RAO und 60° LAO (Abb. 12.3). Manchmal ist es von Vorteil, in LAO nach kranial zu angulieren, um auch in dieser Projektion die A. descendens posterior ausgestreckt zu sehen. Oft taucht sie dann jedoch trotz tiefer Inspiration in den Zwerchfelleberschatten ein. Meist genügen diese beiden Projektionen zur Beurteilung der rechten Kranzarterie.

Linke Koronararterie

Es erfolgt dann der Wechsel auf den linken Koronarkatheter, wie oben beschrieben. Auch hier wird in den meisten Fällen die Größe 4 am geeignetsten sein. Nach Einführen des Katheters liegt dessen Spitze kurz oberhalb des linkskoronaren Sinus dem inneren Bogen der Aortenwand an. Beim leichten Vorschieben sucht der Katheter das Ostium meist selbst.

Da die erste Projektion wiederum in RAO 30° und LAO 60° erfolgt, ist bis jetzt noch kein wesentlicher Wechsel der Röhrenpositionen erforderlich. Jetzt allerdings müssen wir die laterale Ebene möglichst weit nach kaudal angulieren (Abb. 12.4). Die nächste Projektion erfolgt dann in 50° RAO, 20–30° nach kaudal anguliert und 45° LAO, 20–30° nach kranial anguliert (Abb. 12.5). Diese Positionen sind jedoch häufig wegen Überlagerung mit der Leber bzw. Wirbelsäule zu korrigieren. Bei komplexeren Koronarsystemen oder multiplen Veränderungen machen wir noch eine Projektion in 0–15° RAO (Ostium gerade außerhalb der Wirbelsäule), weit nach kranial und 90° LAO, möglichst weit nach kaudal anguliert (Abb. 12.6). Außer zu leichten Korrekturen und zu den Angulationen wird so das biplane System nur zwei- bis dreimal bewegt.

Abschluß

Wie beim Katheterwechsel wird jetzt über einen Draht auf den Schleusenmandrin gewechselt und dieser dann mit einer Kappe verschlossen. Der Patient wird mit Schleuse vom Kathetertisch verlegt, damit dieser unverzüglich für den nächsten Patienten bereitsteht.

Die diagnostische Herzkatheteruntersuchung: Aktueller Stand

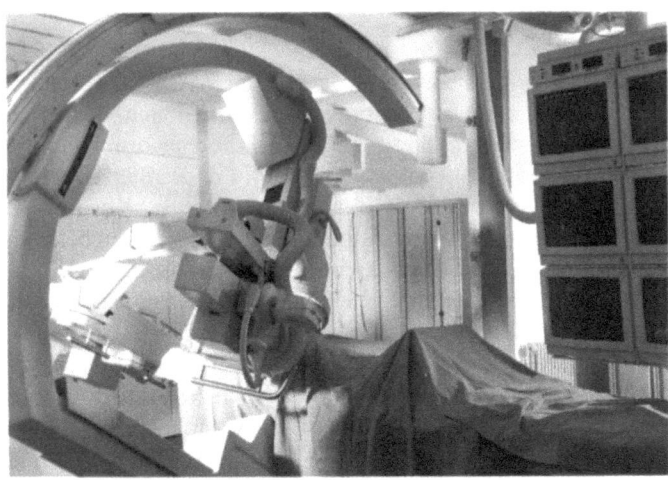

Abb. 12.5. Röhrenposition RAO 50°, kaudokranial anguliert; LAO 35°, kraniokaudal anguliert

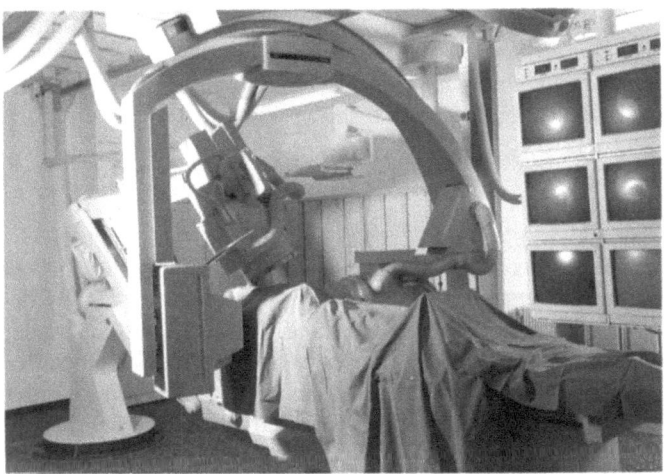

Abb. 12.6. Röhrenposition RAO 15°, kraniokaudal anguliert; LAO 90°, kaudokranial anguliert

Zeitbedarf

Zeitliche Angaben kann man nur für eine unkomplizierte Koronarangiographie machen. Wir verstehen darunter Untersuchungen, bei denen die A. femoralis gut tastbar und die Beckengefäße frei durchgängig, Ventrikel und Koronarostien normalgelagert sind. Ein geübter Untersucher braucht dann für Anästhesie, Punktion, Lävogramm, Koronarien mit insgesamt 4 Doppelprojektionen bis zum Verband der in situ belassenen Schleuse 15–20 min. Die Durchleuchtungszeit kann dabei auf 60–90 s beschränkt werden. Bei Gefäß- und Klappenveränderungen und bei Abgangsanomalien der Koronararterien wird der Zeitbedarf höher. Wird im Rahmen einer Vitienabklärung eine zusätzliche Rechtsherzkatheteruntersuchung mit weiteren hämodynamischen Messungen nötig, so muß man mit einem Zeitbedarf von 40 min rechnen.

Intubationsschwierigkeiten und Anomalien

Bei erworbenen Deformierungen im Bereich der Aorta ascendens und bei angeborenen Abgangsanomalien kann die Intubation der Koronarien erschwert sein. Dann müssen andere Typen von Koronarkathetern verwendet oder die Judkins-Katheter in ihrer Form verändert werden. Zum Zweck der Formgebung liegt in unserem Labor ein im Heimwerkerbedarf erhältliches Heißluftgerät bereit.

Rechte Kranzarterie

Ein häufiges Problem bei der Intubation der rechten Kranzarterie ist ein links vom Ostium gelegener separater Abgang eines Konusastes. In diesen springt der Katheter bei der Drehung hinein und, erkenntlich an der Verschlußdruckkurve, verschließt er diesen meist wegen des kleinen Lumens. Bei weiterer Drehung des Katheters gerät dieser soweit unter Spannung, daß er über das eigentliche Koronarostium hinwegspringt. Man muß dann versuchen, das separate Ostium bei der Drehung oberhalb oder unterhalb zu umgehen. Gelegentlich kann man das Hauptostium auch durch Drehung gegen den Uhrzeigersinn, ausgehend von der akoronaren Tasche, erreichen. Bei der beschriebenen Konstellation ist es allerdings oft so, daß der separate Abgang an der gewohnten Stelle liegt, das eigentliche Ostium aber mit einem steil nach unten gerichteten Abgang nach rechts unten verlagert ist. Hier ist es oft nützlich, wenn man die Schlußkrümmung des Judkins-Katheters weitgehend aufhebt.

Die diagnostische Herzkatheteruntersuchung: Aktueller Stand 137

Nicht so selten, man muß in 1‰ damit rechnen, geht, meist mit gemeinsamem Ostium, eine Zirkumflexarterie ab, die dann hinter der Aorta die Atrioventrikulargrube erreicht [10]. Anstelle des Konusastes kann hier auch selten die vor oder hinter der A. pulmonalis verlaufende linke Koronararterie entspringen. Sie gibt dann nur die LAD oder auch zusätzlich die Cx ab. In nicht wenigen Fällen geht die rechte Kranzarterie auch hoch und nach links verschoben mehr zwischen linkskoronarem und rechtskoronarem Sinus ab. Das Ostium ist dann evtl. gut mit Amplatz-Kathetern der Größe L2 zu erreichen.

Linke Kranzarterie

Beim Sondieren der linken Kranzarterie muß man die Weite der Aorta ascendens berücksichtigen. Da der Judkins-Katheter sich, um nicht umzuschlagen, an der gegenüberliegenden Aortenwand abstützt, muß man bei einer erweiterten Aorta ascendens auf die Größen L5 und evtl. L6 wechseln. Bei sehr kurzem Hauptstamm kann es sein, daß man die großen Äste selektiv intubiert hat. Man muß dann zur Gesamtdarstellung den Katheter entsprechend zurückziehen. Gelegentlich haben LAD und Cx einen getrennten Abgang. Je nach Ausgangslage findet man dann die Cx durch leichtes Drehen gegen den Uhrzeigersinn, die LAD in umgekehrter Richtung. Manchmal ist das linkskoronare Ostium sehr weit nach hinten in Richtung akoronarer Tasche gelegen. Man erreicht es dann nur, wenn man dem Judkins-Katheter eine zusätzliche Krümmung gibt, so daß sich die Spitze an der letzten Krümmung entsprechend aus der Katheterebene bewegt und, im Koronarsinus liegend, nach hinten zeigt. In diesen Fällen ist auch oft die Verwendung eines Amplatz-Katheters von Vorteil.

Bypasses

Die meisten Bypasses können mit dem rechten Judkins-Katheter Größe 4 sondiert und direkt nach der rechten Kranzarterie dargestellt werden. Ausgehend von der Lage nach links wird der Katheter in Höhe des zu erwartenden Abgangs im Uhrzeigersinn gedreht. Gelegentlich, insbesondere wenn die Bypass-Abgänge mehr nach seitlich liegen, ist die Katheterspitze zu kurz, so daß man dann auf einen rechten Amplatz-Katheter Größe 1 und 2 übergehen muß. Zur Sondierung der A. mammaria interna ist ein spezieller Katheter vorgesehen.

Kontrastmittel

Es stehen heute ionische und nichtionische Kontrastmittel mit der für die Angiokardiographie geforderten Dichte (370 mg Jod/ml) zur Verfügung. Die wesentlichen Kriterien, auf die man bei der Kontrastmittelapplikation zu achten hat, sind einmal die *Viskosität:* Sie liegt etwa 4fach so hoch wie die des Blutes, je höher die Viskosität ist, um so größer muß das Lumen des Katheters sein, um ausreichende Mengen Kontrastmittel pro Zeiteinheit injizieren zu können. Zum anderen sind es insbesondere die *Osmolarität* und der *Ionengehalt*, die die Verträglichkeit des Kontrastmittels ausmachen. Die nichtionischen Kontrastmittel sind den ionischen hinsichtlich der Nebenwirkungen wie Nausea, Hypotonie, Bradykardie deutlich überlegen. Der höhere Preis der nichtionischen Kontrastmittel ist nicht nur wegen der deutlich geringeren Beeinträchtigung der Patienten gerechtfertigt, sondern auch wirtschaftlich zu vertreten, da Wartezeiten zwischen den einzelnen Kontrastmittelinjektionen entfallen, die Untersuchungsdauer dadurch kürzer und die Laborauslastung damit besser wird. Wir verwenden daher in unserem Labor die nichtionischen Kontrastmittel Iopamidol (Solutrast-370) und Iopromid (Ultravist-370).

Zur Lävokardiographie benötigt man bei normal großem Ventrikel 30–40 ml Kontrastmittel. Die Injektionsgeschwindigkeit beträgt 14 ml/s. Bei vergrößerten Ventrikeln sind Flowraten bis zu 20 ml/s zu verwenden, und evtl. ist auch die Gesamtmenge auf 50–60 ml zu erhöhen. Die intrakoronar applizierte Kontrastmittelmenge variiert stark mit der Größe des darzustellenden Gefäßbaums und dem Koronarfluß. Das Kontrastmittel wird von den meisten Anwendern manuell injiziert, wobei der Flow sich dem aktuellen Bedarf leicht anpassen läßt. Für die rechte Kranzarterie reichen oft 3–6 ml Kontrastmittel, für eine nichtdominante RCA auch schon 2 ml. Für die linke Kranzarterie werden meist 6–8 ml benötigt. Bei hypertrophierten Herzen mit Linksversorgungstyp können gelegentlich bis 12 ml benötigt werden. Dann reicht manchmal der manuell erzeugbare Druck für einen hinreichenden Flow nicht aus, so daß Angiogramme mit unzureichender Kontrastmittelfüllung entstehen. Zu den diagnostisch injizierten Mengen muß noch die zu Probeninjektionen und beim Aufsuchen der Koronarostien verbrauchte Menge hinzugerechnet werden.

Literatur

1. Amplatz K, Formanek G, Stanger P, Wilson W (1967) Mechanics of selective coronary artery catheterization via femoral approach. Radiology 89:1040–1047
2. CASS principal investigators and their associates (1983) Coronary artery surgery study. Circulation 68:939–950
3. European coronary surgery study group (1982) Longterm results of prospective randomised study of coronary artery bypass surgery in stable angina pectoris. Lancet II:1173–1180
4. Field J, McIvor I, Greenhalgh RM (1987) Transaxillary angiography: An acceptable approach when perfemoral angiography is not acceptable. Eur J Vasc Surg 1:193–195
5. Gritter KJ, Laidlaw WW, Peterson NT (1987) Complications of outpatient transbrachial intraarterial digital subtraction angiography. Work in progress. Radiology 162 (1 Pt 1):125–127
6. Johnson LW, Lozner EC, Johnson S, Krone R, Pichard AD, Vetrovec GW, Noto TJ, The Registry Committee of the Society for Cardiac Angiography (1989) Complications of cardiac catheterization: Coronary arteriography 1984–1987: A report of the Society for Cardiac Angiography and Interventions. I. Results and complications. Cathet Cardiovasc Diagn 17:5–10
7. Judkins MP (1967) Selective coronary arteriography. Part I: A percutaneous transfemoral technique. Radiology 89:815–824
8. Maouad J, Hebert JL, Fernandez F, Gay J (1985) Percutaneous brachial approach using the femoral artery sheath for left heart catheterization and selective coronary angiography. Cathet Cardiovasc Diagn 11(5):539–546
9. Ming HH (1989) Cathet Cardiovasc Diagn 16:209–213
10. Roberts WC (1987) Adult congenital heart disease. Davis Company, Philadelphia
11. Schoonmaker FW, King SB (1974) Coronary arteriography by the single catheterpercutaneous femoral technique: Experience with 6800 cases. Circulation 50:735
12. Sones FM, Shirey EK (1962) Cine coronary arteriography. Mod Concepts Cardiovasc Dis 31:735–738
13. Taliercio CP, Burnett JC (1988) Contrast nephropathy cardiology and newer radiocontrast agents. Int J Cardiol 19:145–151
14. The veterans administration coronary artery bypass surgery cooperative study group. N Engl J Med: 311–333

Sachverzeichnis

A. brachialis 5
A. circumflexa ilium superficialis 19
A. epigastrica superficialis 19
A. femoralis 16
  Verzweigungsvariationen in der Leistenbeuge 21
A. iliaca communis 20
A. iliaca externa 20
A. iliaca interna 20
A. mammaria interna, Sondierung 137
A. profunda femoris 19, 20
Aa. circumflexae femoris 20
Aa. pudendae externae 19
Abflammen des Katheters 5
Akzelerationszeit 51
Alter 115
Altersverteilung der untersuchten Patienten 63
Amplatz, K. 7, 115, 127
Amplatzkatheter 137
Aneurysma 84, 99
Aneurysma spurium 84, 99
Angst 117
Antibiotikaprophylaxe 130
Antikoagulation 33
Aorta thoracica 5
Arbeitstisch für die arterielle Punktion 27
Arcus iliopectineus 16
Arrhythmie, untersuchungsbedingte 112
Arterielle Hypertonie 64, 70
Arterienkatheterisierung, retrograde 4
Arterienstämme in der Leistenbeuge 22
Arteriovenöse Fistel s. AV-Fistel
Asystolie, Erstmaßnahmen 118
Atropin 117
Aufklärung des Patienten 94, 106, 117
AV-Fistel 48, 68, 74, 75, 77, 85, 99

B-Bild 50
Ballonkatheter 8
Becken, weibliches 16
Beckengefäße 20
  Kinking 44
Behandlung von Gefäßkomplikationen 98
Bellmann, S. 6
Beobachtungszeitraum nach Katheteruntersuchung 76
Bernard, C. 1, 2
Beschwerden nach Katheteruntersuchung 49f., 70f.
  Dauer 71, 73
  Stärke 55, 72, 76
Bichat, X. 1
Bildverstärker 124
Bioprothese, Sondierung 115
Biosignalregistrierung 124
Blattfilmwechsler 6
Blutung 80f.
  Lysetherapie 81
  Risiko 112
  Schleusengröße 81
  spritzende 99, 101
Blutverlust bei Gefäßpunktion 6
Bradykardisierung 5
Bypass 133
  Sondierung 137
Bypass-Chirurgie 7
Bypass-Operation 117

Charr 26
Chauveau, J.B. 1, 2
Computertomogramm 100
Cournand, A. 4

Dexter, L. 4
Dezelerationszeit 51

DHKU 62, 63, 77
Diabetes mellitus 64, 70, 76
Diagnostische Herzkatheteruntersuchung, s. DHKU
Dieffenbach, J.F. 1
Digitale Subtraktionsangiographie 100
Dilatator 32
Dissektion 38, 41, 87f., 112f.
 Diagnostik 90
 Iliakalgefäße 90
 Therapie 90
Doppler-Spektralkurve 50
Doppleruntersuchung 100
Dotter, C.T. 5
Dreigefäßerkrankung 110
Dreiwegehahn 6
Druckverband nach Punktion 65, 83
Druckwandler 126
Duplexsonographie 50f.
Durchstechen der A. femoralis 30

Einfachpunktion 70
Extravasate 89

Fascia cribrosa 11
Faszien der Leistenbeuge 13
Faszien des Hiatus saphenus 14
Fehlpunktion 77
Femoralis-Nadelpunktion 56
Fibrinogen 82
Ficksches Prinzip 3
Fitzpatrick, H.F. 4
Fogarty-Katheter 103
Fokustiefe 50
Forßmann, W. 2
Führungsdraht 7, 31, 32, 65
Führungsdrahttechnik 6
Fußpuls 52, 65

Gefäßkomplikationen 62f.
Gefäßnaht 102
Gefäßpforte 12, 18
Gefäßprothese 45, 103
Gefäßschleuse 64
Gefäßstenosierung 48
Gefäßverletzung 99
Gefäßverschluß 38, 85ff., 100
 durch Kompressionsfehler 86
 durch Schleuse 86
 durch Thrombembolie 86
 Pseudoverschluß 38
 Therapie 87

Gefäßwandaneurysma 48
Gegenpulsation, aortale 118
Generalisiertes Gefäßleiden 64
Gensinikatheter 131
Gesamtmortalität 110
Gibert-Quéralto 4
Glyceroltrinitrat 130
Gray, C.R. 7
Grüntzig, A. 8
Gummiballons 1
Gummikatheter 1

Hahnbanksystem 126
Hämatom 52, 55, 72f., 82f., 102
 Diagnostik 83
 flächenhaftes 74, 77
 Größe 66, 73
 retroperitoneales 83, 100
 Risiko 72
Hämoperikard 115
Hauptstammstenose 110, 112
Hautarterien 19
Haynes, F.W. 4
Hellems, H.K. 4
Helmsworth, J.A. 5
Heparin
 Komplikationen 76
 Prophylaxe 33, 111
Heparinisierung 33, 129
Herzbinnenraumszintigraphie 123
Herzkatheterisierung, Erstbeschreibung 1f.
Herzkatheteruntersuchung, s. DHKU
Herzklappe
 künstliche 112, 115
 thrombosierte 112
Herzminutenvolumen 3
Hohlnadel 64
Hoyos, J.M. 4
Hypertoniker 76
Hyperventilation 117

Induration des Gefäßstranges 52
Infarkt 123
 Belastungs-EKG 123
Infektion nach Punktion 93
Inguinalfalte 16
Injektion, intrakoronare 130
Intima
 Einstülpung 100
 Verletzung 90, 116

Sachverzeichnis

Iopamidol 138
Iopromid 138

Jodallergie 130
Jönsson, G. 5
Judkins-Technik 27, 127
Judkins, M.P. 7, 109, 127
Juristische Aspekte 94

Kamera-35 mm 124
Kammerflimmern 116
  bei Darstellung der rechten Kranzarterie 112
  Erstmaßnahmen 118
Kardiograph 1
Katheter, Eigenelastizität 116
Katheterbefund, vorläufiger 65
Kathetereigenschaften 125
  Drehstabilität 125
Kathetermaterial bei Säuglingen und Kleinkindern 58
Kathetersortiment 128
Kathetertechnik 127 f.
Katheterwechsel 112, 132
Kavablock-Katheter 103
KHK 123
  nicht invasive Methode zur Diagnostik 123
Kippscheibenprothese 115
Klappengradient 121
Klappenprothese, Sondierung 115
Klein, O. 3
Kollateralenpuls 38
Komplikationen 109
  des arteriellen Zugangs 79
  Geschlechtsunterschied 76
  Heparinprophylaxe 111
  bei Knotenbildung des Katheters 116
  nach Punktion der A. femoralis 67 f.
  bei Säuglingen und Kleinkindern 60
  bei Schlängelung der Bauch- und Beckengefäße 116
  Sofortmaßnahmen 117
  tödliche 110 f.
Komplikationsrate 75 f., 127
Komplikationsrisiko, Minderung 116 f.
Kompression der A. femoralis 16
Kontrastmittel 125
  Allergie 130
  Bradykardie 115
  Depot 114
  Flußgeschwindigkeit 125
  Ionengehalt 138
  Lungenödem 115
  nichtionische 130
  Osmolarität 138
  Reaktion 115, 116
  Viskosität 138
  Vorwärmung 125
Konusast 112
Koronarangiographie 4, 123 f., 133 f.
  Indikation 122
  Risiko 109
Koronaranomalien 136 f.
Koronararterien, Weitstellung 130
Koronarembolie, iatrogene 117
Koronarspasmen 130
  katheterinduzierte 115
Kunststoffprothese 47
  Vordilatieren 47

Lacuna vasorum 12, 16, 19, 76
Laevogramm 131 f.
Lähmungserscheinung 99
Laparotomie 102
Leptosomer Konstitutionstyp 16
Leriche-Syndrom 42
Lig. inguinale 11, 16
Lig. lacunare 76
Lig. pectineale 16
Linksherzkatheteruntersuchung 4, 121 f.
  Indikation 121
Löffler, L. 4
Lokalanästhesie, Anatomie 19
Loopkatheter 6
Low-output-Syndrom 118
Luftembolie 2
Lungenembolie 92
Lungenvenen, fehlmündende 120

M. gracilis 11
MAC, s. Major complication
Major complication 56, 67 f., 77
Marey, E.J. 1, 2
Mareysche Trommel 1
Mediastinaltumor 5
Medikation 128
Mehrfachpunktion 70 f.
  Spätfolgen 48
Meßfeld 50

Methergintest 130
MIC, s. Minor complication
Minimalkreislauf 118
Minor complication 56, 67f., 70f., 76f.
Monitoring bei Herzkatheteruntersuchung 126
Mortalität 110
  bei der Judkins-Technik 111
  bei der Sones-Technik 111
Multimorbidität 115
Multipurposekatheter 127, 131
Muskelpforte 18
Myokardinfarkt 112, 116
Myokardszintigraphie 123

N. femoralis 16, 20
N. genitofemoralis 20
  Ramus femoralis 16
N. saphenus 20
Nervenschmerz 99
Neugeborene 58f.
Nierenfunktion, eingeschränkte 130
Nobelpreis 4
Nodi lymphatici inguinales 12
Nordenström, B. 5
Normal-Gruppe 51, 55
Notoperation 117
NYHA-Klassen 110

Occlusionsaortographie 5
Operation
  Ergebnisse 102f.
  Indikation 101f.
  Technik 102f.
Operationsnarbe nach Gefäßoperation 45

pAVK-Gruppe 51
Pecten ossis pubis 16
Perforation von Gefäßen 92
Periduralanästhesie 102
Perikardtamponade 114
Periphere Verschlußkrankheit 55
Pigtail-Katheter 128, 131
Polyethylenkatheter 5
Prämedikation vor Angiographie 128
Proudfit, W.L. 7
PTCA 62, 77, 117
PTT 70

Punktion der A. femoralis 29f.
  bei Adipositas 37
  bei Gefäßprothesen 45f.
  bei Knickbildungen 43
  bei pAVK 37
  bei Stenose 43
  bei verkalkter Gefäßwand 38
  bei voroperierten Gefäßen 45f.
  Gefäßkollaps 46
  Lokalanästhesie 28
  transseptale 4, 115, 120
  Vorbereitung 27
Punktionshindernisse, Einteilung 35f.
Punktionsnadel 30
Punktionsrisiko 62, 76
Punktionsstelle 28
Punktionstechnik 64
  bei Säuglingen und Kleinkindern 59
Punktionswinkel 31
Punktionszeit 33

Quaddel, Kontrastmittelreaktion 131

Ranges, H.S. 4
Rechtsherzkatheterismus, historisch 2
Rechtsherzkatheteruntersuchung 77, 120f.
Regio femoralis anterior 11
Regio subinguinalis 11, 15
Regionen des Bauches und Oberschenkels 12
Richard, S. 6
Ricketts, H.J. 6
Röhrenposition 129
Röntgenbildverstärker 6
Röntgeneinrichtung 124
Röntgenkinematographie 6
Rosenmüllerscher Lymphknoten 16

Sauerbruch, F. 3
SCAI-Bericht 110
Schallkopf 50
Schleuse 7, 26
  7- und 8-Charr 76
  bei arteriosklerotisch vorgeschädigten Gefäßen 99
  Entfernung 81, 82
  Größe bei Säuglingen und Kleinkindern 59
  Plazierung 31f.

Sachverzeichnis

Schleusenliegedauer 65, 70f., 76
Schmirgelleinen 5
Schoonmaker, F.W. 127
Schrittmacher, externer 117
Segmentkartographie 7
Selbstversuch 3
Seldinger, S.I. 4
Seldinger-Technik 4
Selektive Koronarangiographie 6, 8
Selektive Koronardarstellung 6
Senn, N. 2
Sensibilitätsstörung 20, 99
Sepsis nach Punktion 93
Shirey, E.K. 6, 127
Sickerblutung 81
Sideport 33
Sondierung, superselektive 112
Sones, F.M. 6, 109, 127
Sones-Technik 26, 127
Spätschäden nach Mehrfachpunktion der A. femoralis 48f.
Spinalanästhesie 102
Staphylokokkeninfektion 94
Steinberg 4
Stenose
  A. femoralis 56
  Dopplersonographie 56
  punktionsbedingte 55
Strahlenbelastung 31
Strömungsgeschwindigkeit des Blutes in der A. femoralis 50

Tascheninjektion 116
Taubheitsgefühl 20
Temperaturmessung 1
Testinjektion 132
Thal, A.P. 5, 6
Thermoelemente 2
Thorothrast 6
Thrombektomie 100, 103
Thrombenbildung, lokale nach Punktion 48
Thrombosegefahr 2
Thrombosierung 113

Thrombus 67, 117
Trigonum femorale 11
Truncus profundocircumflexus medialis 20
Truncus profundocircumflexus perfectus 20
Tuberculum pubicum 16

Übergewicht 64, 70, 76
Ureterenkatheter 2

V. femoralis 16
  Punktion 75
  Variationen 23
V. jugularis 1, 2
Vagale Reaktionen 80
Valvuloplastie 63
Variabilität der Gefäße 19f.
Veneninterponat 103
Venenthrombose 102
Ventrikel, linker 131
  Sondierung 131f.
Ventrikelthrombus 112, 116
Ventrikelwand, Perforation 114
Verschlußdruck 112
Verschlußrate der A. femoralis 42
Viamonte, M. 7
Vollnarkose 102
Vorbehandlung
  bei eingeschränkter Nierenfunktion 130
  bei Kontrastmittelallergie 130
Vorhofseptumdefekt 120
Voroperation 45

Williams, J.A. 6

Xylocainlösung 28

Zeitbedarf bei der Herzkatheteruntersuchung 136
Zimmermann 4
Zirkus 3
Zugang, venöser 130

MIX
Papier aus verantwortungsvollen Quellen
Paper from responsible sources
FSC® C105338

If you have any concerns about our products,
you can contact us on
ProductSafety@springernature.com

In case Publisher is established outside the EU,
the EU authorized representative is:
**Springer Nature Customer Service Center GmbH
Europaplatz 3, 69115 Heidelberg, Germany**

Printed by Libri Plureos GmbH
in Hamburg, Germany